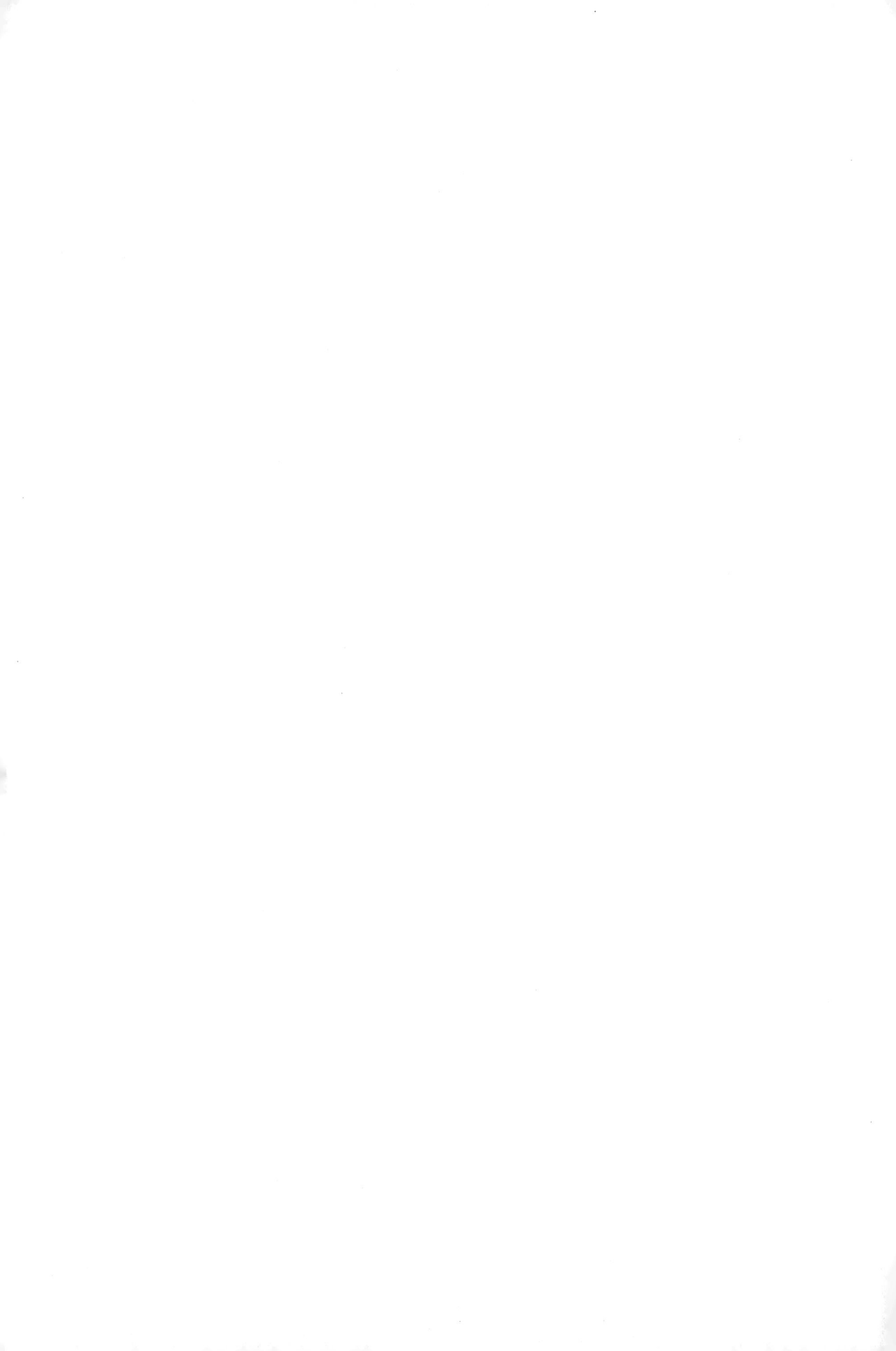

パソコンで学ぶ

食品化学

～目で見る食品成分とその変化～

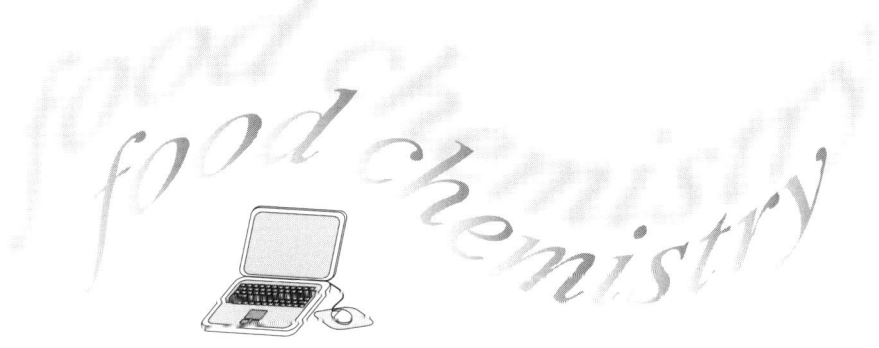

編著/髙野克己・渡部俊弘

三共出版

まえがき

　飽食の時代の中，食に満たされた現在の日本は，生活の中での食事に「おいしさ」を忘れているように思う。また，食物を単なる食品材料としてしか見ず，生きた動物や植物あるいは微生物を食べて栄養としていること，また，貯蔵や調理によって食品成分が化学変化していることを意識することなく摂取している。この本は，それらのことが目で見てイメージできるように記述した。

　一方，21世紀はバイオテクノロジーとIT化の時代といわれ，日常生活においても，パソコンが広く一般的に普及してきた。また，学術会議や会社等での説明会におけるプレゼンテーションには「Power Point」などのソフトが使用されることが多くなり，様々な色の図や写真，目を引く動きを取り入れたスライドショーが見られるようになった。大学の講義を行う教員も，楽しく理解しやすい授業を工夫し，思考を凝らしたスライドを用いて講義を行う人が増えてきている。スライドを用いた授業は，その時には内容を理解したような気になるが，いざ試験に臨むと成績に反映されないといった学生の声が聞かれる。この形態の授業は，教員が黒板に授業内容を書かないことで，学生がノートをとらなくなってくる。そのため，復習するための，あるいは，試験勉強をするための資料が不足することとなってしまうようである。

　このような問題点を改善するひとつの方法として，今の時代に合わせたパソコンで学ぶことを考えてみた。この本の特徴は，従来の本の形態に比べて，字数を減らすかわりに図や絵を増やし，見易さを心掛けた。そして，付属CDを設け，その中に教員が講義で用いたスライドや図表をおりこみ，さらに語句の説明を辞書としていれた。またStage3では，図や写真類を多く用いることで，動植物や微生物といった生き物を食品としていることを意識し理解できるようにした。

　この方法によって，講義をする教員には，資料作り，配布を削減し，スライドショーで楽しい授業をしていただけるように，学ぶ学生には，予習・復習でパソコンを用いて学習できるように配慮したつもりである。この本のみで学習することは十分可能であるが，より一層理解するためにCDを併用して頂きたい。

　しかしながら，なにぶん初めての試みであるので問題点があるかも知れない。それらの点を指摘して頂ければありがたい。

　このパソコンで学ぶ本が食品関連の科目の最初の本として，次の本につながるよう，できればシリーズ化していけることを願っている。

　本書を作成するにあたり，資料の収集，図の作成，CDの作製を手伝っていただいた東京農業大学生物産業学部食品科学科食品生物化学研究室　鈴木智典君，米山徹君，斉藤　怜君，西塚広進君に心より感謝いたします。また，本書の出版にあたりご尽力いただいた三共出版　石山慎二氏に深く感謝いたします。

2005年2月

髙野克己
渡部俊弘

本書と付属CDの使い方

　食品化学は，食品の性質や変化を生化学的に考える学問である。従って，その反応や変化が難しく感じられてしまい，理解できない場合も多いようである。難しく感じるのは，その反応がどのように起きているのか，食品の中で何が変化しているのかといったことをイメージできないことが，理解を難しくしている原因であることが多い。よって，筆者らはこの問題を少しでも解決すべく，付属CDに反応式や変化を関連する挿絵や図表をカラーで示し，食品化学を理解しやすくなるよう本書を作成した。

　本文の脚注にあるCDマーク（下図参照）は付属CDでの該当ページを示しているので，本書の内容と併行してCDを見るのに役立ててほしい。また，パソコンに表示された付属CDの図はプロジェクタ等で映写することができるので，授業などにも活用されることを望む。

本書と付属CDのページの対応

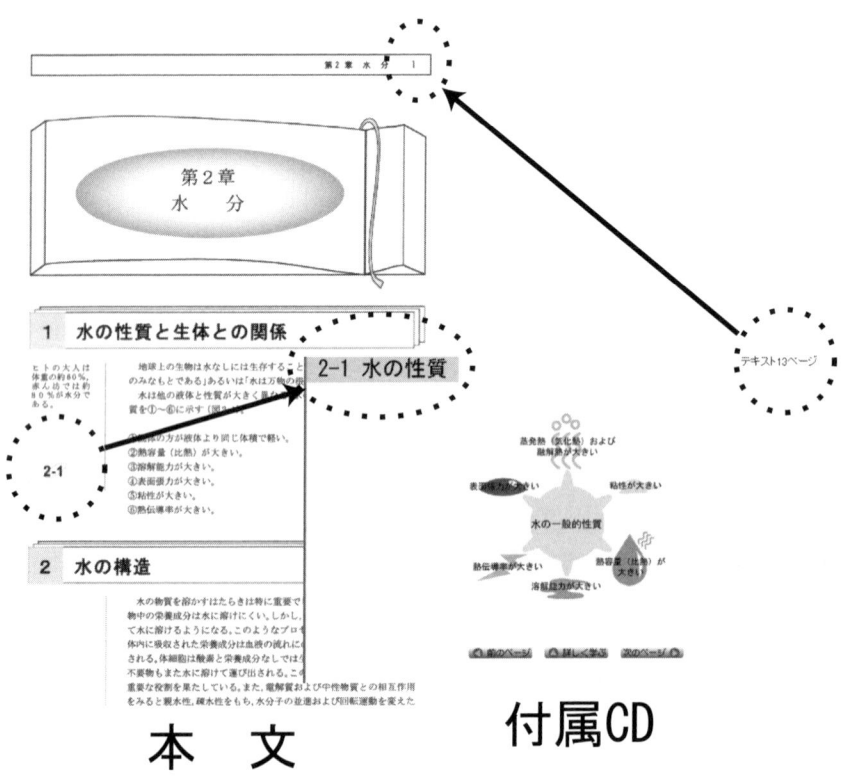

パソコンで学ぶ 食品化学 ～目で見る食品成分とその変化～ 目次

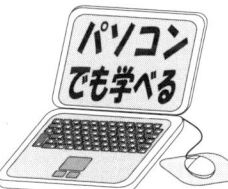

Stage 1. 食品とその係わり合いを理解する

第1章　食品と食品化学
1．食品と食品化学の関係 … 2
2．食品の特性と品質 … 4
3．食品の機能 … 6
4．ヒトと食品の構成元素 … 7
5．食品の構成成分 … 8
6．食品の構成形態 … 10
7．食品の分類 … 11

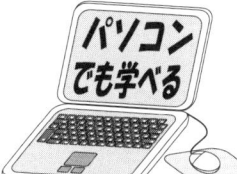

Stage 2. 食品成分の特性を理解する

第2章　水　分
1．水の性質と生体との関係 … 16
2．水の構造 … 17
3．食品中の水分の測定方法 … 18
4．食品中の水～結合水と自由水 … 18
5．水分活性 … 19
6．食品の変質・変敗と水分活性 … 19
7．食品の保存と水分の制御 … 20

第3章　タンパク質
1．アミノ酸の構造 … 22
2．タンパク質を構成するアミノ酸 … 23
3．アミノ酸と等電点 … 23
4．ペプチド … 23
5．タンパク質の構造 … 24
6．タンパク質の種類と性質 … 26

7．タンパク質の栄養価　　　　　　　　　　　　28
8．酵　　素　　　　　　　　　　　　　　　　29

第4章　炭水化物・糖質

1．炭水化物の分類　　　　　　　　　　　　　30
2．単糖類　　　　　　　　　　　　　　　　　31
3．オリゴ糖類（少糖類）　　　　　　　　　　32
4．誘導糖質　　　　　　　　　　　　　　　　32
5．多糖類　　　　　　　　　　　　　　　　　34
6．繊維と食物繊維の違い　　　　　　　　　　37

第5章　脂　質

1．脂質の種類と構造　　　　　　　　　　　　38
2．油脂の種類と性質　　　　　　　　　　　　42
3．油脂の生理作用　　　　　　　　　　　　　44

第6章　ビタミン

1．ビタミンの分類　　　　　　　　　　　　　46
2．脂溶性ビタミン　　　　　　　　　　　　　47
3．水溶性ビタミン　　　　　　　　　　　　　49

第7章　無機質（ミネラル）

1．食品に比較的多く含まれる無機質　　　　　53
2．中程度含まれる無機質　　　　　　　　　　55
3．無機質の食品への利用　　　　　　　　　　56
4．からだに有害な無機質　　　　　　　　　　58

Stage 3.　食品材料の成分とその特徴を理解する

第8章　植物性食品

1．穀　類　　　　　　　　　　　　　　　　　60
2．いも類　　　　　　　　　　　　　　　　　61
3．豆　類　　　　　　　　　　　　　　　　　62
4．種実類　　　　　　　　　　　　　　　　　63
5．野菜類　　　　　　　　　　　　　　　　　64
6．果実類　　　　　　　　　　　　　　　　　66
7．きのこ類　　　　　　　　　　　　　　　　68
8．藻　類　　　　　　　　　　　　　　　　　69

第9章　動物性食品

1. 食肉類　　　　　　　　　　　　　　　　　71
2. 鳥卵類　　　　　　　　　　　　　　　　　75
3. 乳と乳製品　　　　　　　　　　　　　　　77
4. 魚介類　　　　　　　　　　　　　　　　　80

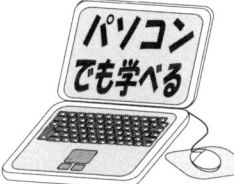

Stage 4. 食品の色の変化と化学的変化を理解する

第10章　食品の色素成分

1. 色素成分の種類　　　　　　　　　　　　　84
2. クロロフィル（葉緑素）　　　　　　　　　85
3. カロテノイド　　　　　　　　　　　　　　85
4. フラボノイド　　　　　　　　　　　　　　86
5. アントシアニン　　　　　　　　　　　　　87
6. ミオグロビンとヘモグロビン　　　　　　　88
8. その他の動物性色素　　　　　　　　　　　88

第11章　食品の変色

1. 酵素的褐変　　　　　　　　　　　　　　　89
2. 非酵素的褐変　　　　　　　　　　　　　　91
3. 植物性色素の変色　　　　　　　　　　　　96
4. 食肉の変色　　　　　　　　　　　　　　　98

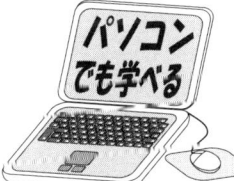

Stage 5. 食品の貯蔵加工時におこる化学的変化を理解する

第12章　食品成分の変化

1. 脂質の成分変化　　　　　　　　　　　　　100
2. 脂質酸化の機構　　　　　　　　　　　　　101
3. 酸化の測定法　　　　　　　　　　　　　　103
4. 酸化防止法　　　　　　　　　　　　　　　103
5. ビタミンの酸化　　　　　　　　　　　　　104
6. 脂質の酸化とその影響　　　　　　　　　　104
7. タンパク質の変性　　　　　　　　　　　　105
8. 糖質の変化　　　　　　　　　　　　　　　106

第13章　成分間反応

1. 金属が関わる成分間反応　　　　　　　　　　107
2. タンパク質と糖質の成分間反応　　　　　　　108
3. デンプンと脂質の成分間反応　　　　　　　　109
4. タンパク質と脂質の成分間反応　　　　　　　109
5. タンパク質とタンニンの成分間反応　　　　　111
6. 加熱香気の生成と成分間反応　　　　　　　　111
7. 亜硝酸の関与する成分間反応　　　　　　　　114

第14章　酵素反応による食品成分変化

1. 糖質と酵素　　　　　　　　　　　　　　　　115
2. タンパク質と酵素　　　　　　　　　　　　　118
3. 脂質と酵素　　　　　　　　　　　　　　　　119
4. 核酸と酵素　　　　　　　　　　　　　　　　120
5. 酵素による呈味性の変化　　　　　　　　　　120

第15章　食品の保蔵における成分変化

1. 食品の保蔵　　　　　　　　　　　　　　　　122
2. 植物性食品の保蔵における成分変化　　　　　126
3. 動物性食品の保蔵における成分変化　　　　　128

第16章　加工・調理時における成分変化

1. 植物性食品の加工・調理時における成分変化　132
2. 動物性食品の加工・調理時における成分変化　135
3. 食用油脂　　　　　　　　　　　　　　　　　138

Stage 6. 食品の味と物性を理解する

第17章　呈味成分と相互作用

1. 味覚発生の仕組み　　　　　　　　　　　　　140
2. 甘　味　　　　　　　　　　　　　　　　　　141
3. 酸　味　　　　　　　　　　　　　　　　　　142
4. 塩　味　　　　　　　　　　　　　　　　　　143
5. 苦　味　　　　　　　　　　　　　　　　　　143
6. 旨　味　　　　　　　　　　　　　　　　　　144
7. 辛　味　　　　　　　　　　　　　　　　　　144
8. 渋　味　　　　　　　　　　　　　　　　　　145

9．えぐ味　　　　　　　　　　　　　　　　　　145
10．味の相互作用　　　　　　　　　　　　　　146

第18章　食品の物性

1．コロイド　　　　　　　　　　　　　　　　　147
2．レオロジー　　　　　　　　　　　　　　　　149
3．テクスチャー　　　　　　　　　　　　　　　150

参考文献　　　　　　　　　　　　　　　　　　　151

索　引　　　　　　　　　　　　　　　　　　　　152

Stage.1

食品とその係わり合いを理解する

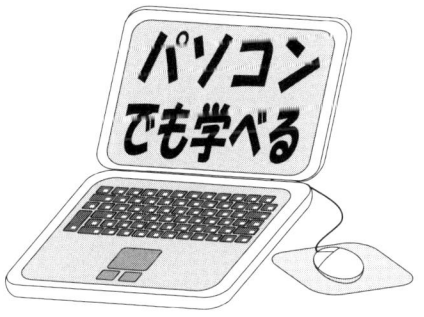

第1章 食品と食品化学

1 食品と食品化学の関係

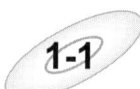

(1) 食品とは

あらゆる生物はヒトを含め，その生命を維持・増進するために栄養成分を外界から摂取する必要がある。食品（food）とは，その給源となり得るもののことである。すなわち，栄養素を1種以上含み，有害なものを含まず，食物（food, diet）となり得るものを指す。ヒトは，食の素材として動物，植物などを広く利用し，それらに微生物や酵素の作用，調理・加工などを施して食べられるように，つまり食物に変化させ，摂取している。これらの原材料となるものは食料，食糧といわれるが，下記のように区別される。食料，食品，食物などの定義をイメージ図として図1-1に示した。

食料：食品の同義語として扱われ，調理されて食物となる原材料
食糧：食料のうち，米，麦など主食となるもの

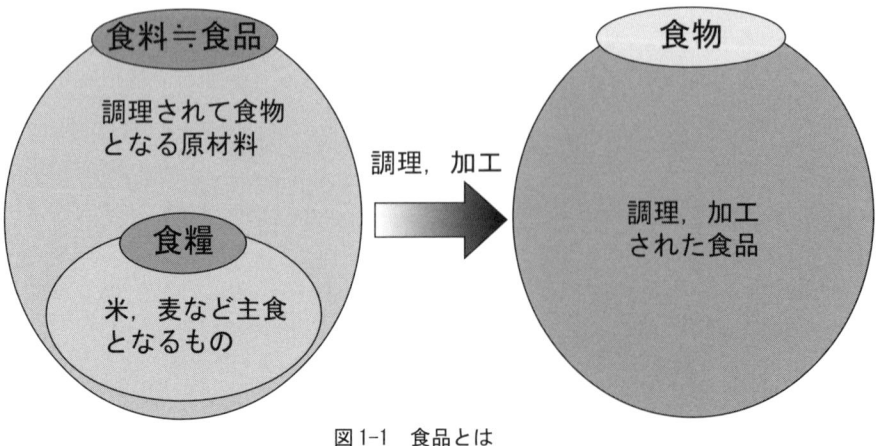

図1-1　食品とは

(2) 食品化学とは

ヒトは生きるために必要な食料の生産から加工・流通・消費を産業化している。つまり、一次生産から二次加工、保蔵、そして流通から消費する流れのなかで生活している。

食品の科学はそれらを総合的な観点から見て、収穫からヒトの消化管に入るまで、すべての過程に関与する。この過程において、食品の成分はいろいろな要因の影響を受け、品質形成や品質劣化現象を繰り返す。また、食品の素材は動植物など生物そのものである。生物を構成している成分は有機化合物が主体である。それらの食品の構成成分を理解するには、化学、有機化学の知識が必要である。

食品を構成する物質の分子は、低分子から高分子まで広い範囲にわたる。ヒトが食物を摂取する過程では生体内で代謝が起こり、生体物質の生合成、エネルギー合成が起こる。これらを理解するには、生物学、生化学の知識が必要となる。

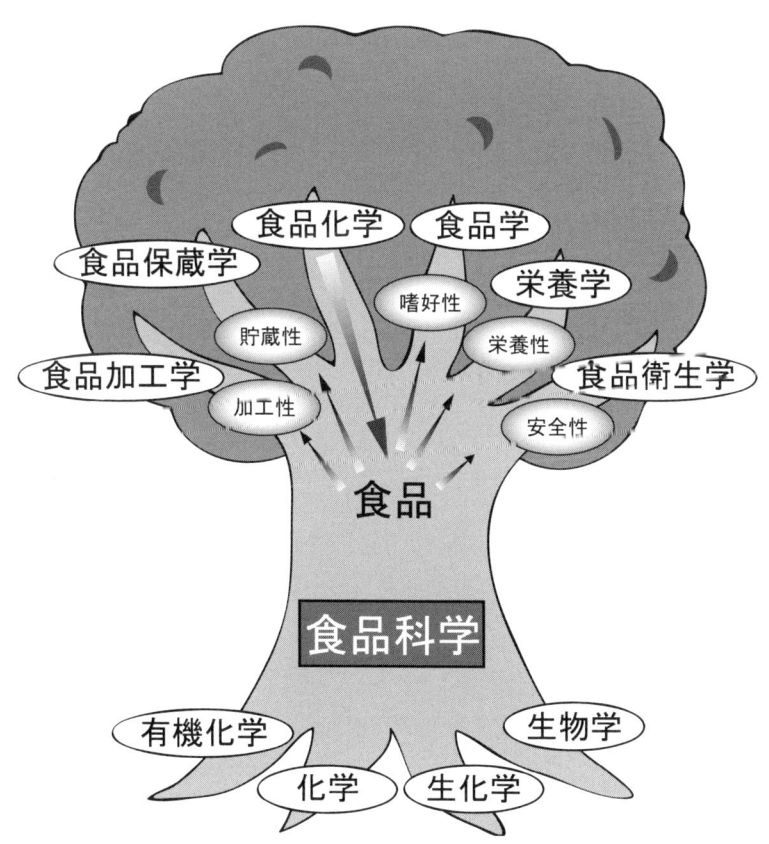

図1-2 食品化学とその関連学問

食品科学が包括する分野では，食品化学，食品学，栄養学，食品加工学，食品衛生学，食品保蔵学などが含まれる。これらの学問が相互に関連を深めてこそ食品を理解できる。そこで，食品のもつ必要不可欠な栄養性，加工性，安全性，嗜好性，貯蔵性を化学的な視点から追究する必要がある。その学問が食品化学である（図1-2）。

2 食品の特性と品質

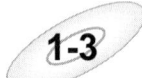

（1）食品の特性

食品はミクロ的には各種成分分子の集合体であり，これらが不均一に分散混合した状態にある。さらにこれらの成分分子の理化学的性状はそれぞれ大きく異なる。一方，マクロ的には貯蔵顆粒，細胞，組織といった複雑な生物的構造と機能あるいはそれらに類似した物理的構造から成り立っている。

また，食品は化学的，生物・生化学的および物理的特性をもつ。それぞれの特性について①～③に述べる。

①化学的特性

主要成分が食品の有機物であり，栄養性，嗜好性（色，味，香り）を持つことに起因する。食品により量や性状が異なるのが特徴である。

②生物・生化学的特性

食品が動植物体からなることに起因する。生物体の呼吸系・生理機能，酵素作用が鮮度・品質低下などに影響を及ぼす。生鮮食品の品質価値には鮮度が大きく影響し，生鮮食品は品質低下速度の大小により，以下のように大別される。

　ⅰ）品質低下速度の大きいもの

　　水分が多いもの，水分活性が高いもの。

　　　例）肉，イモ，野菜，果実類など

　ⅱ）品質低下速度の小さいもの

　　生物体で休眠状態であるもの，水分が低いもの（約15％），水分活性が低いもの。

　　　例）穀類，豆類，種実類など

③物理的特性

食品の成分および組織構造が不均一な混合系であることに起因する。各成分の量，性状，分布によって，組織の強度や物性，テクスチャーなどが異なる。食品に含まれる栄養成分は細胞の所在により異なり（図1-3），貯蔵成分は細胞内顆粒中に貯蔵される（表1-1）。

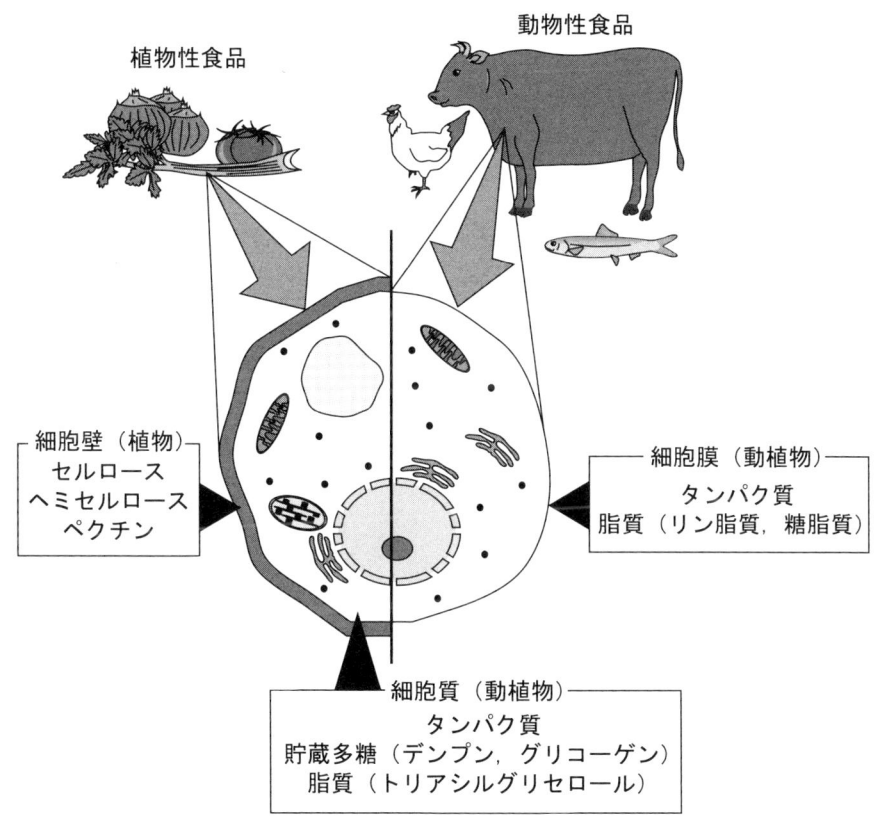

図 1-3　食品成分の細胞内での所在

表 1-1　食品成分とその貯蔵体

成分	貯蔵体	
	植物	動物
タンパク質	プロテインボディ	筋肉
デンプン	アミロプラスト	
脂質	スフェロゾーム	脂肪細胞

(2) 食品の品質

　交通，輸送技術の進歩に伴い，食品業界においても流通が著しく発達し，多種多様な食品が季節や地域にかかわらず食べられるようになってきた。食品は安全，衛生，鮮度，栄養価，嗜好性などの側面から評価されるが，いずれも食品の化学的，生物学・生化学的，物理的な特性が基盤となっている。輸送および保存過程において食品の品質を保持するためには，食品の安定性の向上，すなわち食品の流通性を

高める必要がある。そのためには，食品の変質の要因と環境の要因を考え，それらを化学的，生物的，物理的に捉えることにより問題を解決することができる。それらの関係を図に示した（図1-4）。

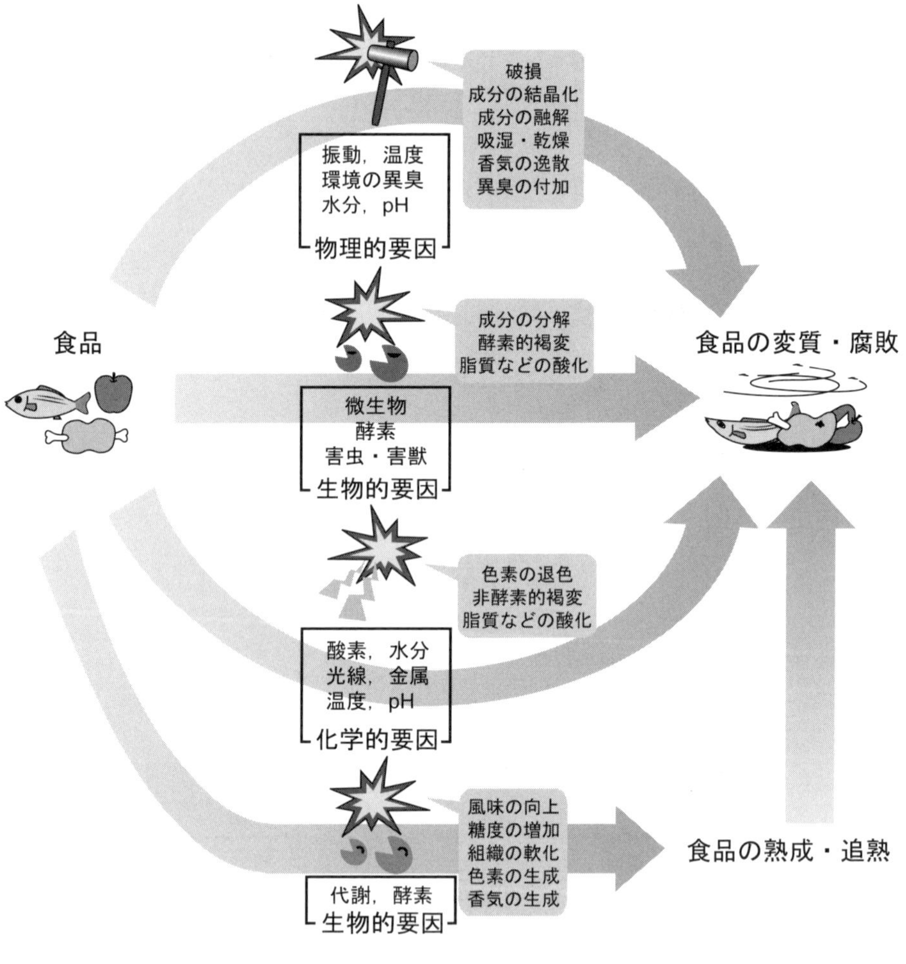

図1-4　食品の変質要因と環境要因

3　食品の機能

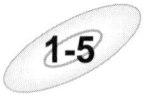

　食品がヒトに果たしている機能は一次から三次機能に分類される。それぞれの機能には特徴があり，よい食品とはこれら3つの機能を兼ね備えている食品のことである。そのなかで，アルコール飲料，茶，

コーヒーなど、二次機能を主としたものが嗜好食品であり、また、三次機能を強調した食品が特定保健用食品として認められている。3つの機能について、以下の①～③に簡単に示す（図1-5）。

①一次機能：栄養機能
　　「栄養補給の機能」
　　　→タンパク質，脂質，糖質，無機質，ビタミン
②二次機能：感覚応答機能
　　「生体の感覚（味覚・嗅覚・視覚・触覚）に訴える機能」
　　　→嗜好食品（色素，呈味物質，香気物質）
③三次機能：生体調節機能
　　「生体リズムの調節，健康維持，疾病予防につながる生理機能」
　　　→特定保健用食品（食物繊維，オリゴ糖，オリゴペプチド，ポリフェノールなど）

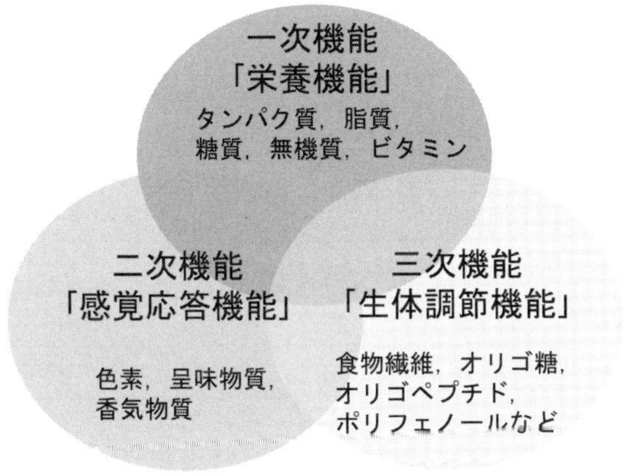

図1-5　食品の機能

4　ヒトと食品の構成元素

　酸素と水素の多くは水分子の状態にある。水は人体に最も多く含まれる分子で、全体の約50～60％にのぼる。水以外の酸素と水素，炭素，窒素，硫黄，（リン）は有機化合物として存在する。
　ヒトと食品を構成する元素組成を表1-2および図1-6に示した。これをみると、水を含めた一日の食事の元素組成と人体の元素組成は比較的似ていることがわかる。一方、単品の食品では水分含量による元素組成が大きく影響されるために、また、植物と動物の組成の違いもあって両者は一致しない。

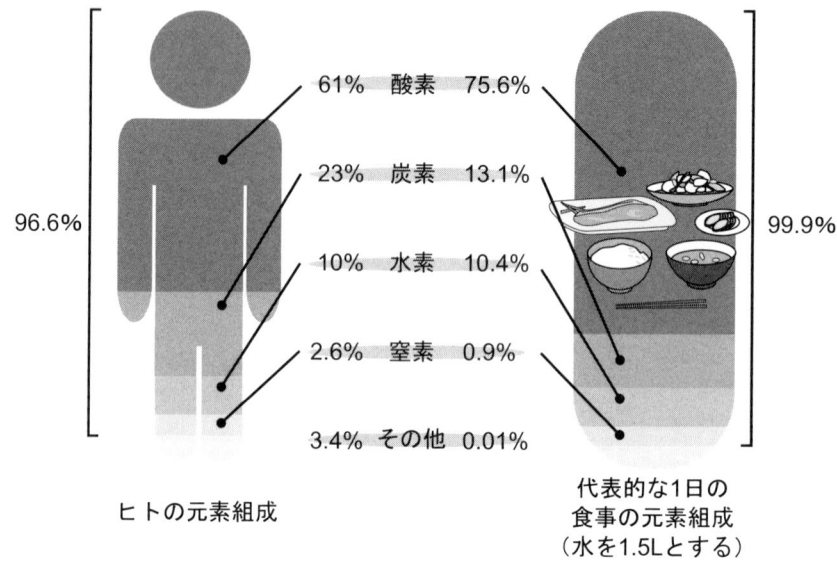

図1-6 ヒトと一日に摂取する食事の元素組成

表1-2 ヒトと身近な食品の元素組成（％）

元素	ヒト	米 (7分づき, 生) (水分15.5%)	牛肉 (良質, 肩) (水分75.7%)	ほうれん草 (生) (水分90.2%)	大豆 (生) (水分12%)	代表的な1日の食事 (水を1.5Lとする)
酸素（O）	61.0	46.7	57.8	83.0	31.0	75.6
炭素（C）	23.0	43.3	26.7	4.1	48.7	13.1
水素（H）	10.0	7.8	11.1	10.7	8.8	10.4
窒素（N）	2.6	1.1	2.8	0.5	5.5	0.9
その他	3.4	1.1	1.6	5.8	6.0	0.0

5 食品の構成成分

　食品の構成成分で，一般に最も多く含まれるのは水分で，残りは固形物である。そのうち，主成分はタンパク質，脂質，炭水化物などの有機化合物および無機質である。それらの主成分とその特徴，分析方法を示した（図1-7）。

①有機化合物
　植物性食品では炭水化物，動物性食品ではタンパク質と脂質が多く含まれる。核酸は，一般の食品中にはほとんど含まれていない。

その他に微量ではあるが，有機酸，ビタミン，嗜好成分などの有機化合物が含まれ，食品の品質，評価に重要な影響を与えることが多い。

一般の食品分析において，タンパク質には核酸が，脂質には色素や脂溶性ビタミンなどが，炭水化物のうち糖質にはクエン酸，乳酸などの有機化合物が含まれてしまうが，それらは少量のため，分析上問題はない。

②無機化合物

植物と動物の無機質含量は動物の方が約3％と多く含まれる。これは植物の構造体がセルロースなどの炭水化物であるのに対し，動物の骨格がカルシウムを多く含むためである。しかしながら，一般的に動物の骨は食べないため，無機質含量は動物性・植物性食品ともあまり変わらず約1％になる。

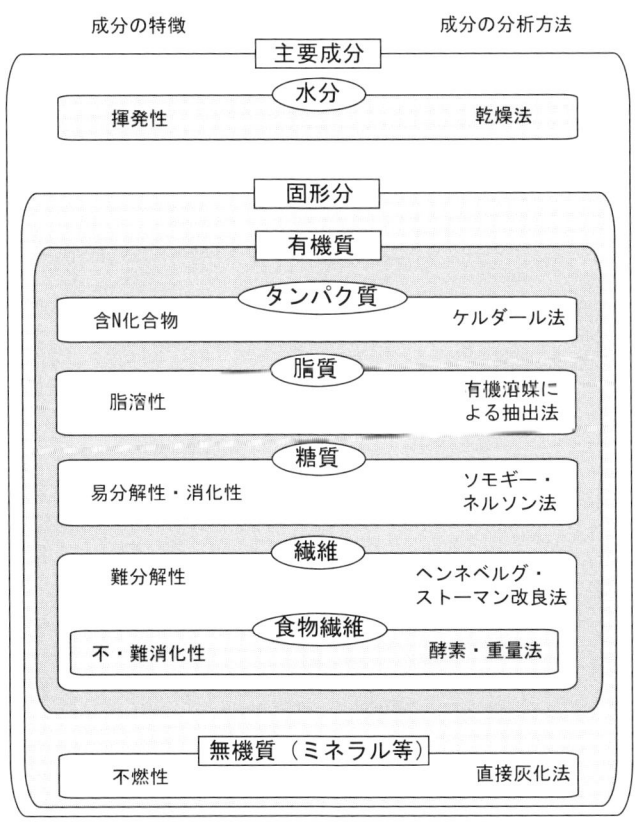

図1-7 食品を構成する主要成分とその代表的な分析方法

6 食品の構成形態

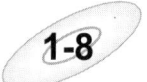

　食品の構成分子は，分子量100以下のものから数百万のものまで多種である。一般に，分子量の大きな分子（高分子）はポリマーとよばれ，形状も大きい。食品ではこれらの高分子物質はタンパク質，多糖類で存在し，小さな分子がお互いに結合している。その分子をモノマーとよぶ（図1-8）。生物学的に重要なモノマーは水に溶ける。しかし，これが重合したポリマーは一般に水には不溶である。

　ポリマーは水と水素結合している。そのため，食品の組織は多量の水分を保持していることが多い。水分の保持量や存在状態は，食品の硬さや粘りなどの物理的性質に関与し，食品の物理的なおいしさの要因となる。

　ヒトが食物として日常摂取している食品は数多くある。食品は，共

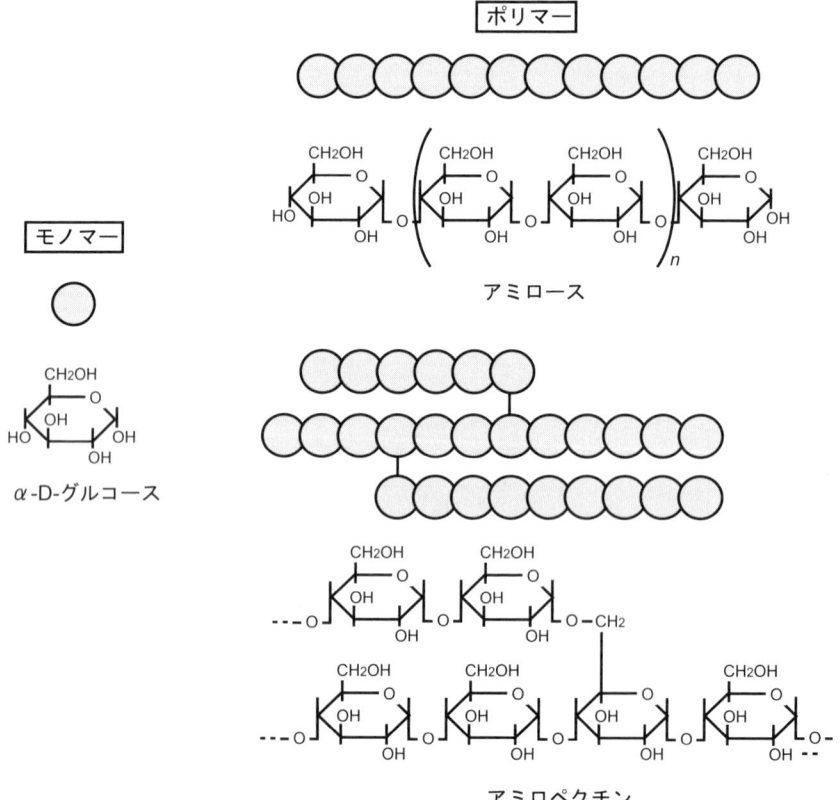

図1-8　モノマーとポリマーの例

通の性質・特徴をもっており，それぞれの観点から分類することができる。食品を分類することにより，目的に応じて使い分けることができ，さらに理解度を増す。

7 食品の分類

　食品は生物産業の種類，食品化学的見地，栄養学的見地などによって以下のように分類できる。

(1) 生物産業，食品化学的な見地からの分類

①生物産業による分類
　　農産食品，畜産食品，林産食品，水産食品。
②食品原材料の起源による分類
　　主に植物性食品，動物性食品，他に鉱物性食品（食塩など），化学合成品（添加物）。
③加工や保蔵方法による分類
　　塩蔵食品，糖蔵食品，冷凍食品，冷蔵食品，インスタント食品，乾燥食品，缶詰・びん詰食品，レトルトパウチ食品，発酵食品，醸造食品など。
④食品成分含量による分類
　　デンプン質食品，タンパク質食品，油脂食品。

(2) 栄養学的な見地からの分類

①日本食品標準成分表2015年版（七訂）
　　2,191種類の食品を18食品群に分類している（表1-3）。
②国民栄養調査食品群別表
　　厚生労働省が国民の栄養摂取状況を調査する際に用いる分類で，食品を18群に分類している。
③FAOによる11食品群別分類
　　FAO（国際連合の機関の一つである食料農業機構）が食品生産と消費に関する世界的統計調査を行う時に用いた分類。食品を11群に分類している。
④食料需給表
　　農林水産省が食料の需給状況，価格および消費状況について調査統計を取る際に用いる分類。FAOの分類に準拠し15群としている。

(3) 特別用途のために調製された食品群，特別用途食品による分類

① 6つの基礎食品群

栄養指導で最もよく使われる分類法。食品に含まれている栄養素の種類の特徴から，以下の6群に分類している（図1-9）。

表1-3 各種成分表の比較

各種調査表名	五訂増補日本食品標準成分表 全18群		日本食品標準成分表2015年版（七訂） 全18群		国民栄養調査食品群別表 全18群		FAOによる11食品群別分類 全11群		食料需給表 全15群	
分類項目	1	穀類	1	穀類	1	穀類	1	穀類	1	穀類
	2	いも及びでん粉類	2	いも及びでん粉類	3	イモ類	2	いも類及びでんぷん	2	いも類
									3	でんぷん
	3	砂糖及び甘味類	3	砂糖及び甘味類	4	砂糖類	3	砂糖類	12	砂糖類
	4	豆類	4	豆類	7	豆類	4	豆類	4	豆類
	5	種実類	5	種実類	2	種実類	—		—	
	6	野菜類	6	野菜類	9	緑黄色野菜	5	野菜類	5	野菜
					10	その他の野菜類				
	7	果実類	7	果実類	8	果実類	6	果実類	6	果実
	8	きのこ類	8	きのこ類	11	キノコ類	—		—	
	9	藻類	9	藻類	12	海藻類	—		11	海藻類
	10	魚介類	10	魚介類	14	魚介類	9	魚介類	10	魚介類
	11	肉類	11	肉類	15	肉類	7	肉類	7	肉類
	12	卵類	12	卵類	16	卵類	8	卵類	8	鶏卵
	13	乳類	13	乳類	17	乳類	10	牛乳及び乳製品	9	牛乳及び乳製品
	14	油脂類	14	油脂類	6	油脂類	11	油脂類	13	油脂類
	15	菓子類	15	菓子類	5	菓子類				
	16	し好飲料類	16	し好飲料類	13	調味・嗜好飲料	—		—	
	17	調味料及び香辛料類	17	調味料及び香辛料類			—		14	みそ
							—		15	しょうゆ
	18	調理加工食品類	18	調理加工食品類	18	その他の食料	—		16	その他食料（きのこ類含む）

数字は各表における分類番号を表し，灰色は日本食品標準成分表2015年版（七訂）と他の調査表との共通または関連する項目を表す。

1群(タンパク質):主菜(動物性食品および大豆製品)
2群(カルシウム):牛乳・乳製品,小魚
3群(カロテン):緑黄色野菜
4群(ビタミンC):その他の野菜,果物
5群(炭水化物):主食(穀類)
6群(脂肪):油脂

(2, 3, 4, 6群の食品を組み合わせて副菜とする)

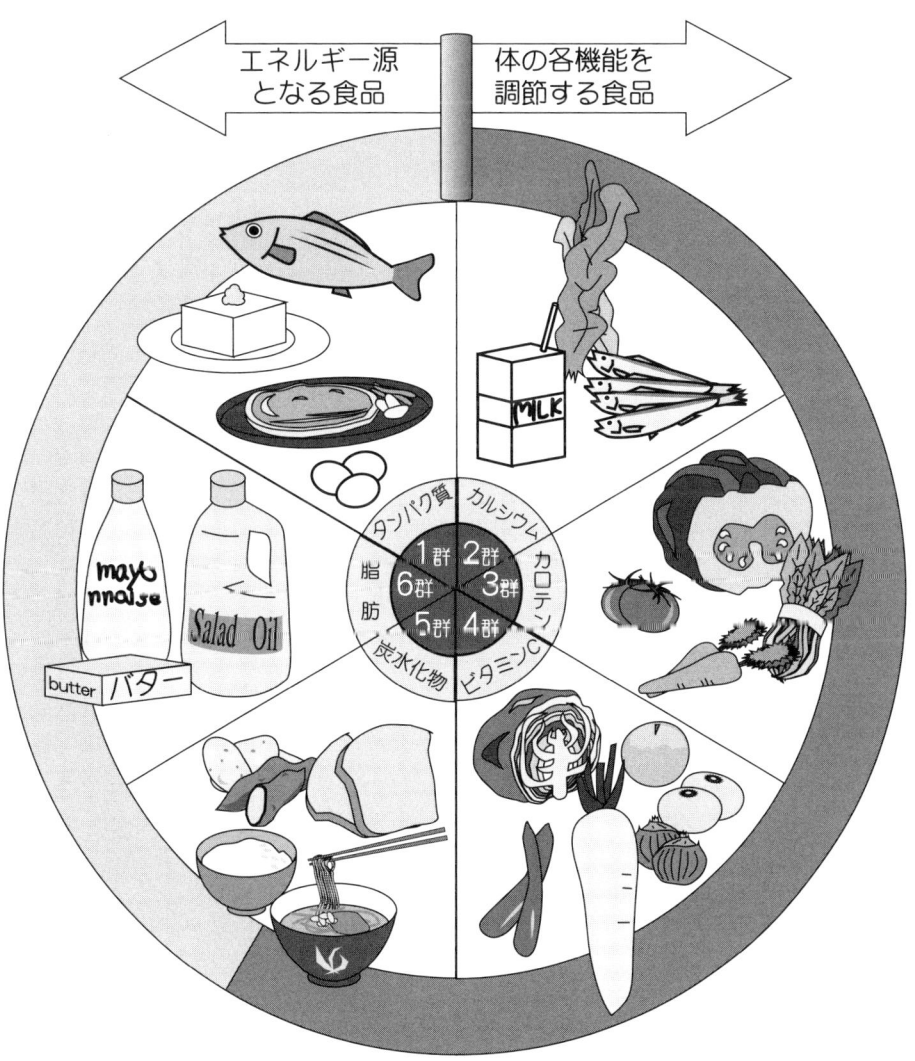

図1-9 6つの基礎食品群

② 3色食品群
　　食品を，含まれている栄養素のはたらきの特徴から，赤，青，黄の3つの群に分類し，食品にはいろいろなはたらきがあることを明らかにすることを目的とする。
③ 4つの食品群
　　食品を栄養的特徴の違いにより4つに分類する。この基礎食品を組み合わせることにより，栄養所要量に相当する献立が簡単につくれるようにしている。
④ 特殊栄養食品
　　特殊栄養食品とは，栄養改善法で規定された加工食品のことであり，強化食品と特別用途食品の2種類がある。
　ⅰ）強化食品
　　　日常の食品で不足しがちな必須成分や食品の加工時に損失しやすい成分（ビタミン，カルシウム，リシンなど）を添加し，その補給ができると標示した食品をいう。
　ⅱ）特殊用途食品
　　　特定の栄養成分を増減し，特別な健康状態にある人（乳児，幼児，妊産婦，病者）が利用するのが適当であることを標示した食品をいう。
⑤ 特定保健用食品
　　特定保健用食品とは，保健機能食品のうち，三次機能として生体リズムの調節，病気を防ぐなど，様々な体調調節機能を備えている，その働きを含む加工食品をいい，その食品の摂取により特定の保健の目的が期待できることが科学的根拠に基づいて審査され，認められた食品のみ「特定保健用食品」の表示が許可。特に特定の疾病へのリスク低減が医学的・栄養学的に確立されたものは，疾病リスク低減表示が認められ「特定保健用食品（疾病リスク低減表示）」に区分。また難消化性デキストリンや大豆オリゴ糖など科学的根拠がすでに蓄積済みの成分はそれぞれの規格基準を設け，それに適合しているかのみ審査し，この規格基準を満たすとして許可を受けたものが「特定保健用食品（規格基準型）」。さらに特定保健用食品で現行基準に達していないが，一定の有効性が認められるものは限定的な科学的根拠の表示条件により許可対象とされ，この条件での許可食品は「条件付き特定保健用食品」に区分。
⑥ 機能性表示食品
　　事業者の責任において，科学的根拠に基づいた機能性を表示した食品。販売前に安全性および機能性の根拠に関する情報などが消費者庁長官へ届け出られたもの。ただし，特定保健用食品とは異なり，消費者庁長官の個別の許可を受けたものではない。

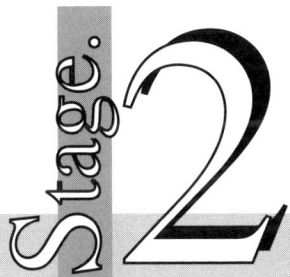

Stage.2 食品成分の特性を理解する

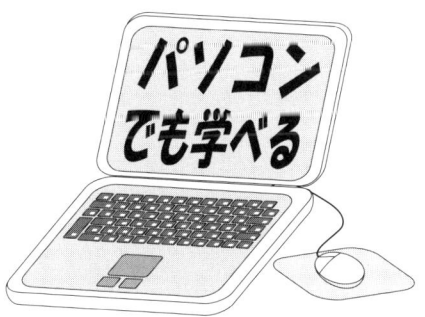

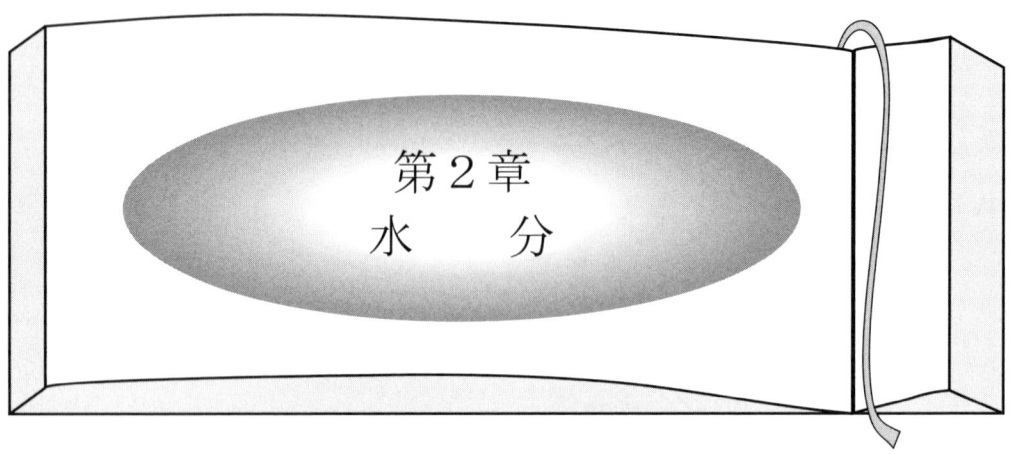

第2章 水分

1 水の性質と生体との関係

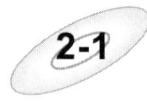

＊ヒトの大人は体重の約60％，赤ん坊では約80％が水分である。

地球上の生物は水なしには生存することができないため，「水は万物のみなもとである」あるいは「水は万物の根源である」などと言われる。

水は他の液体と性質が大きく異なる。水の持つ様々な特性やその性質を①～⑥に示す。

①固体の方が液体より同じ体積で軽い。
②熱容量（比熱）が大きい。
③溶解能力が大きい。
④表面張力が大きい。
⑤粘性が大きい。
⑥熱伝導率が大きい。

水が物質を溶かすはたらきはヒトが食物を食するときに特に重要である。食物中の栄養成分は，水溶性成分以外は水に溶けにくいが，それらは胃や腸で消化されて水に溶けるようになる。このようなプロセスを経て体内吸収される。体内に吸収された栄養成分は血液の流れにのり，各々の体細胞まで運搬される。体細胞は酸素と栄養成分なしでは生きていけない。細胞からは不要物もまた水に溶けて運び出される。このように，水は生体にとって重要な役割を果たしている。一方，生体高分子との相互作用においても細胞質の構築など生体の生命現象に影響をする。さらに，水の性質と生体現象における役割を表に示す（表2-1）。

表2-1 水の性質および生体現象における役割

性　質	特性および他物質の性質との比較	生体現象における役割
気化熱	普通の液体＜水	1) 大気中における熱および水の移動。 2) 体温の調節（植物では葉の過熱を避けるために重要）。
比　熱	普通の液体＜水	1) 温度の変動を少なくする。 2) 温度を一定に保つ。 3) 多量の熱を水流によって運ぶ。
溶解能	普通の液体＜水	1) 植物の土壌栄養，栄養物の移動。 2) 光合成および植物による物質交換に重要。 3) 微量に溶けた種々の物質の生体に及ぼす影響。
表面張力	普通の液体＜水	1) 毛細管による水の移動を決定。 2) 水系における界面現象の大きな意義。
熱伝導率	普通の液体＜水	1) 液状細胞のような小範囲内の反応で重要な役割を果たす。 2) 分子過程に対しては対流よりも重要である。

2　水の構造

　水分子は，酸素原子1個と水素原子2個とが共有結合してできた化合物である（図2-1）。その結合角は，孤立電子対と結合電子対とが反発するために狭くなり，104.5°の扇を開いた形になっている。また，酸素原子の電気陰性度は水素原子に比べて非常に大きいため分子全体に電子の偏りが生じ，極性分子となる。したがって，酸素原子は負（－）の，水素原子は正（＋）の電荷を帯びた状態になっている。水がナトリウムのような種々の塩類や極性の高い化合物（多くの生体成分や食品成分など）を良く溶かす性質を有するのはこのためである。

　また，1つの水分子の水素原子は隣接した別の水分子の酸素原子と互いに引き合い水素結合し，大きな会合体を形成する。すなわち，固体状の水（氷）や液体状の水（通常の水）である。氷は水分子が規則的に配置された結晶構造をとっており，各分子が水素結合で相互に結合している。氷が溶けると水分子の運動性が大きくなるため，氷の構造の一部が壊れるが，大部分は氷の構造が維持されている。気体状の水（水蒸気）は，水分子が水素結合することなしに自由な分子運動をしている状態である。

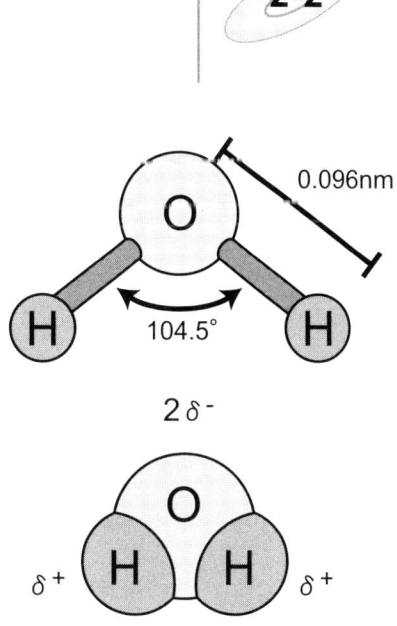

図2-1　水の分子構造

3 食品中の水分の測定方法

表2-2 食品の水分含量

食品	水分含量（％）
乾燥品	10～30
獣肉	60～75
魚肉	70～80
いも類	65～85
貝類	75～85
果実類	85～90
野菜類	90以上

　食品の水分測定に用いられている方法は種々あり，加熱乾燥法，蒸留法およびカールフィッシャー法などがある。
　食品は多種多様であるため，食品の水分含量は1％以下（食塩など）から99％以上（茶の抽出液など）まで幅が広い。主な食品の水分含量を表2-2に示した。
　食品の種類によって含まれる水の量や存在状態は異なっている。水分含量はその食品の外観，食味，物性，加工性，保存性などに大きな影響を与えるため，乾燥や糖蔵，塩蔵，冷凍など水の量や活動性を制御する食品の保蔵法が古くから用いられている。

4 食品中の水～結合水と自由水

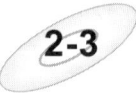

＊結合水は高分子と直接水素結合している結合水と，その周囲に存在する準結合水とに分けられる。

　食品中に含まれる水は，大きく自由水と結合水に分けられる。結合水は結晶水として存在したり，食品の構成成分(タンパク質や多糖類など高分子)と水素結合やその他の分子間力によって強く結びつき，運動性は束縛されているため凍結・乾燥されにくい。一方，自由水は他の食品成分とは結合しておらず，自由に運動のできる水のことをいい，微生物は自由水を利用して繁殖する（図2-2）。

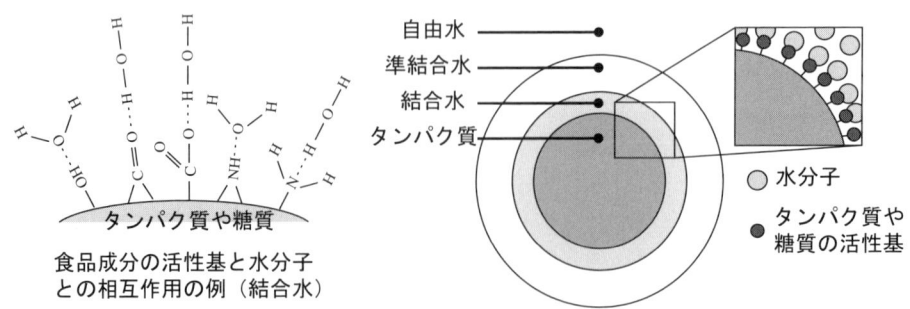

図2-2　結合水と自由水

5 水分活性

食品の長期保存法として乾燥法や塩蔵法が広く用いられているが,これは自由水の量を減少させることにより微生物の繁殖を防いだり,食品中の生化学的反応が抑制されるためである。すなわち,食品の保存性は水分含有の総量ではなく,自由水によって決まる。これが食品における水に関する重要な概念であり,食品中での自由水と結合水の量的な関係を水分活性として表すことができる。水分活性(Aw)は,食品中の水分が示す蒸気圧(P)とその温度における純水の蒸気圧(P_0)との比で表し,水の存在状態を示す指標である。

＊純水の水分活性は1である。また,食品中の自由水は種々の溶質を溶解しており,純水の蒸気圧に比べて低く($P<P_0$),水分活性は1以下となる。食品を乾燥させたり,溶質添加によって水分活性を低下させ保存性をよくする。

水分活性を求める式

$$Aw = P / P_0 = RH / 100$$

RH：食品の相対湿度

---

6 食品の変質・変敗と水分活性

食品の保存中に,腐敗,酸敗,褐変など様々な変化が起こる。これら変敗の原因は多々あるが,中でも細菌,酵母,カビなどの微生物の生育による変敗は水分活性と密接な関係があることが知られている。一般に,細菌は $Aw = 0.90$ 以下,酵母は 0.88 以下,カビは 0.80 以下で増殖できなくなり,0.60 以下ではすべての微生物の増殖を阻止できる(図2-3)。また,種々の酵素作用や非酵素的褐変(アミノ・カルボニル反応など)などの変化も水分活性の低下とともに抑制される。脂質の酸化は水分活性が低下すると起こりにくくなるが,水分活性が極めて低い状態になると逆に上昇する現象が見られる。このように,水分活性は食品における種々の変化と密接に関係している。

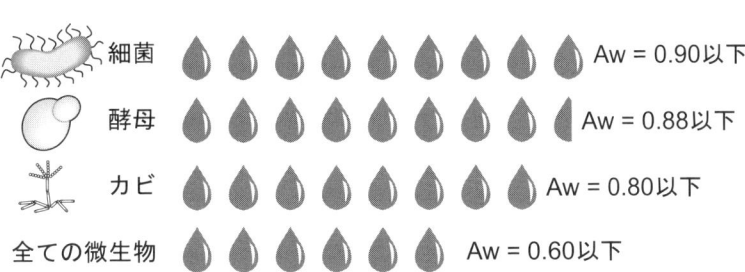

図2-3　微生物の増殖を阻止する水分活性

7 食品の保存と水分の制御

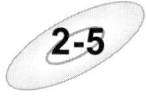

　食品の変質や腐敗の主な要因である化学反応や微生物の増殖は, 水分活性と密接に関係している。すなわち, 食品中の水分を制御して自由水を減らすことによって, 食品の保存性を向上させることができる。水分の制御方法として, 乾燥や糖蔵・塩蔵などの方法が古くから利用されている。

①乾燥

　食品を加熱や減圧することで食品中の水分を除去する方法で, 古くより果実, 野菜や肉, 魚などの長期保存に用いられてきた。果汁, お茶, コーヒー, スープなどのインスタント食品の製造にも広く用いられている。

②塩蔵・糖蔵

　乾燥と異なり水分を除去するのではなく, 食品に塩類や糖類などの溶質を加える。溶質と自由水が水素結合して結合水となるので, 水分活性が低下する。塩類としては食塩, 糖類には砂糖の他各種の糖が利用される。ジャム類, 果実の砂糖漬け, 肉や魚の塩漬けなどがある。

　水分活性は先に説明したように $Aw = RH/100$ であるが, ラウールの第1法則から $Aw = Nw/(Nw+Na)$ で表すことができる。

＊ラウールの第1法則：「希薄溶液の蒸気圧降下は溶質のモル分率に等しく, 溶媒と溶質の種類に無関係である。」Nw：水のモル数, Na：溶質のモル数

③中間水分食品

　塩蔵や糖蔵では食品の保存性が向上するが, 乾燥と異なり水分が減少しないので組織が柔軟で良好な食感を示す。この特質を取り入れたのが中間水分食品である（図2-4）。甘味の少ない糖類など加え, 味を損なうことなく水分活性を調整する。中間水分食品の条件と特質を下記に示した。

＊宇宙食も中間水分食品である。

ⅰ) 水分含量が20〜40％, 水分活性が0.65〜0.85の状態にある。
ⅱ) 微生物増殖に抵抗性をもち, これによる劣化が起きにくい。
ⅲ) ある程度の水分を含み, 軟らかさがあり口当たりが悪くない。
ⅳ) 復元させなくても, そのまま食べられる。
ⅴ) 冷凍せずに, そのまま長期保存できる。

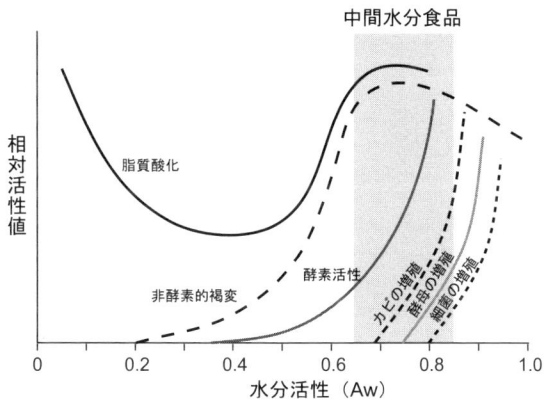

図2-4　水分活性と食品の変敗との関係

④冷凍・凍結
　食品中の水分を凍結させ、低温によって微生物の増殖や化学反応を抑制したものが冷凍食品である。食品中の自由水は、凍結によって互いに水素結合によって結びつき結合水の状態になっている。

　冷凍は生鮮状態の食品を品質良く長期間保存できる方法で、生鮮食品をはじめ各種加工食品で用いられている。しかし、肉類など冷凍保存すると解凍時に液汁が生ずることがある。これをドリップといい、味の低下や栄養成分の損失が起こる。食品中の水分が凍結すると図2-5のような現象が起きる。これは氷結晶を小さくすることで防ぐことが出来、冷凍食品では急速凍結が行われている。

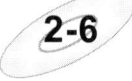

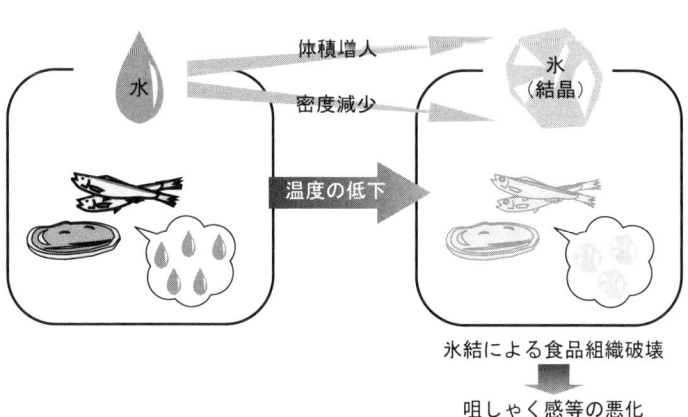

図2-5　食品中での氷結が及ぼす影響

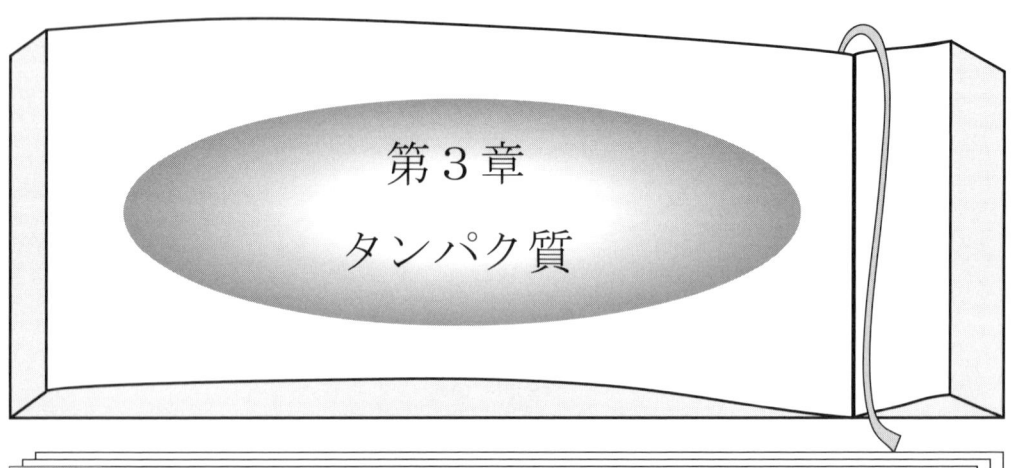

1 アミノ酸の構造

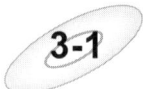

　タンパク質は食品を構成する主要成分で，動物性食品ではその主体となっている。タンパク質は，アミノ酸が数十から数千個つながった高分子化合物である。このアミノ酸の種類や数，並び方の違いによって多様なタンパク質が形成される。アミノ酸は1分子中にアミノ基（$-NH_2$）とカルボキシル基（$-COOH$）の両方をもつ化合物で，図3-1に示すような構造をしている（プロリンはイミノ基（$=NH$）をもつ）。

　Rをアミノ酸側鎖といい，その違いによりアミノ酸の種類が異なり，天然に20種類が存在する。

　カルボキシル基が結合している炭素をα炭素という。正四面体の各頂点方向にあるα炭素の結合の手にアミノ基，水素，側鎖など互いに異なる基が結合し，そのため，側鎖がHであるグリシン以外のアミノ酸は不斉炭素をもち，立体構造が異なる2種類の鏡像異性体であるD型，L型が存在する（図3-2）。また，これらは生理活性も異なる。

　生体内に存在するアミノ酸はほとんどがL型であるが，一部のペプチド系抗生物質はD型である。

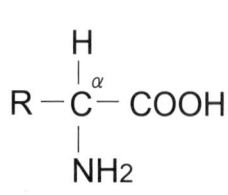

図3-1　アミノ酸の構造

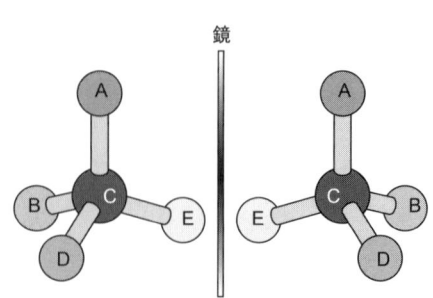

図3-2　鏡像異性体

2　タンパク質を構成するアミノ酸

タンパク質を構成するアミノ酸20種類を表3-1に示す。これらの構成アミノ酸は側鎖の性質により，中性，酸性，塩基性，含硫，芳香族アミノ酸などに分類される。また，側鎖やアミノ基，カルボキシル基は他の物質と様々な反応を示す。

微生物や植物はタンパク質の合成に必要なアミノ酸を全て生合成することができるが，動物では生合成できないアミノ酸がある。このようなアミノ酸を必須アミノ酸という。ヒトは必須アミノ酸を食物から摂取しなければならない。成人ではイソロイシン，ロイシン，バリン，リシン，メチオニン，フェニルアラニン，トレオニン，トリプトファン，ヒスチジンの9種類である。

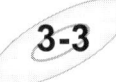

3　アミノ酸と等電点

アミノ酸がもつアミノ基とカルボキシル基は，水に溶解すると，アミノ基がNH_3^+，カルボキシル基がCOO^-に解離して（＋）と（－）の両方の電荷をもち両性イオンとなる。アミノ酸は水溶液のpHによって状態が変化し，アミノ酸分子の（＋）と（－）の電荷が等しくなるpHを等電点とよぶ。側鎖の種類によって，分子のイオン化の状態が影響を受けるので，各アミノ酸の等電点は異なる。等電点が酸性のアミノ酸を酸性アミノ酸，中性付近を中性アミノ酸，アルカリ性を塩基性アミノ酸という。

アミノ酸はイオンになるので一般に水に溶けやすいが，フェニルアラニンやロイシン，バリン，トリプトファンなどは水に溶けにくい傾向があり，疎水性アミノ酸とよばれる。

4　ペプチド

アミノ酸のカルボキシル基と他のアミノ酸のアミノ基が脱水縮合した状態をペプチド結合という。2個以上のアミノ酸がペプチド結合したものをペプチドといい，2個，3個のアミノ酸からなるものをそれぞれジペプチド，トリペプチドという。一般的に，2～10個のアミノ酸からなるものを総称してオリゴペプチド，それ以上のものをポリペプチドとよぶ。ペプチドには天然に存在するもの，人工的に合成されたものなどがあり，それぞれが特有の生理活性を有する。

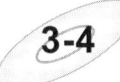

表3-1 タンパク質を構成するアミノ酸

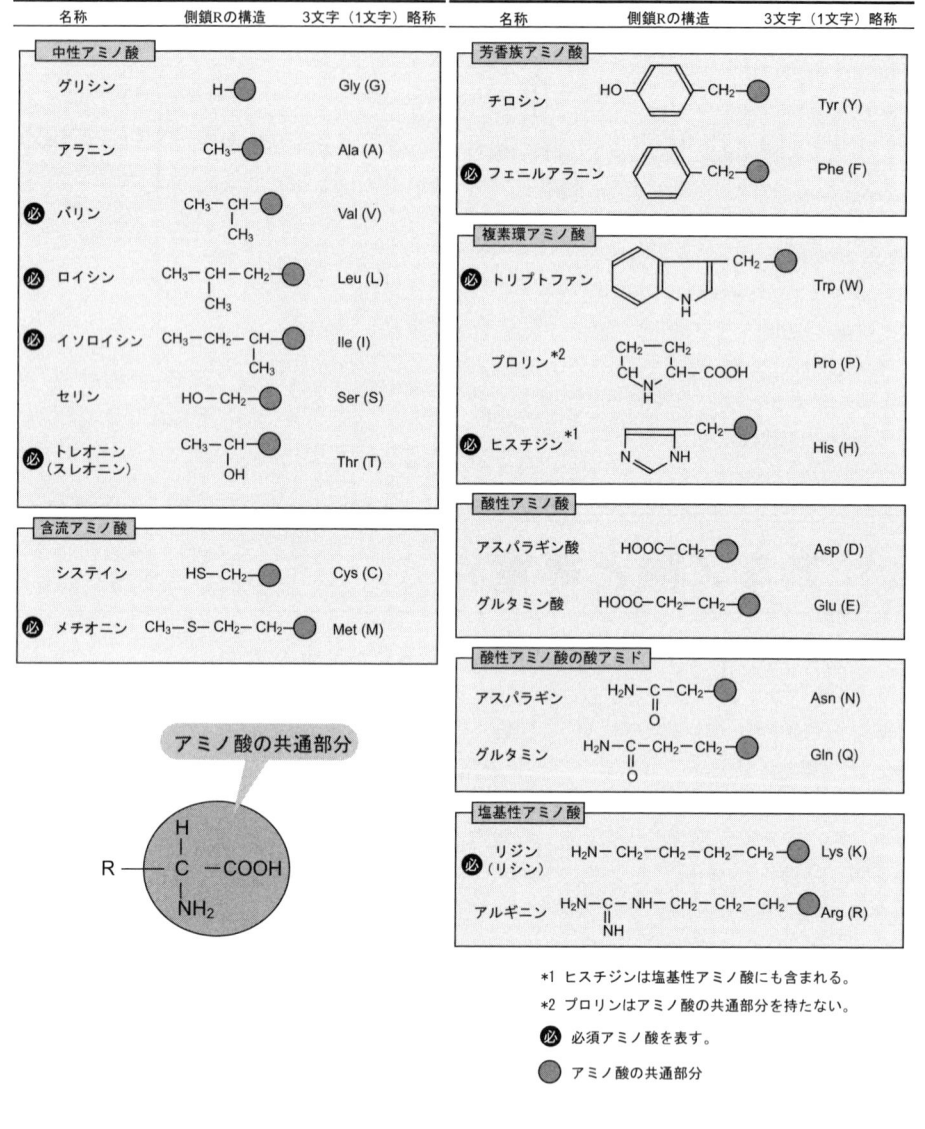

*1 ヒスチジンは塩基性アミノ酸にも含まれる。
*2 プロリンはアミノ酸の共通部分を持たない。
必 必須アミノ酸を表す。
● アミノ酸の共通部分

5 タンパク質の構造

タンパク質は，100から数千個のアミノ酸がペプチド結合したポリペプチドであり，それぞれのタンパク質は特有のアミノ酸配列をもつ。

① 一次構造
　タンパク質を構成するアミノ酸の配列を示す一次元的な化学構造。
② 二次構造
　ペプチド結合のカルボニル基（-C=O）のOと、イミド基（-NH）との間の水素結合によって形成される立体構造（図3-4）。α-ヘリックス構造やβ-シートなどに分類される。
③ 三次構造
　α-ヘリックスやβ-シートといった二次構造が組み合わさり、より空間的に球状や繊維状になった構造（図3-3）。三次構造を形成することで、様々な生物活性を発揮する。また、構造的、機能的にまとまった構造や領域をドメインとよぶ。三次構造はアミノ酸残基の側鎖間の相互作用によってつくられる。すなわち、水素結合、イオン結合、キレート結合、疎水性相互作用などの非共有結合とS-S結合が関与している。

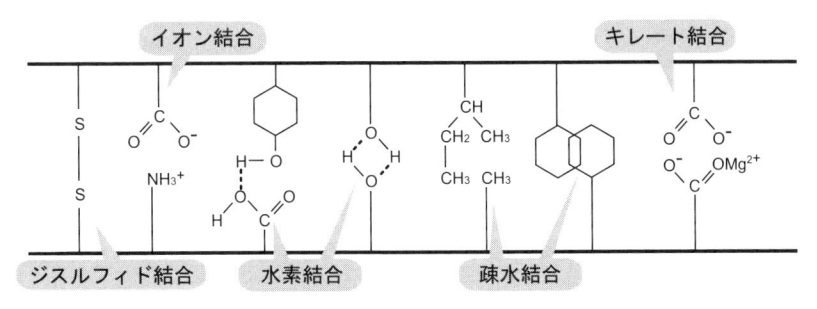

図3-3　タンパク質の構造のモデル

④ 四次構造
　複数のポリペプチド鎖が非共有結合で会合し、特定の空間的配置をとった構造（図3-4）。各ポリペプチド鎖をサブユニットまたはプロトマーとよび、会合体をオリゴマーとよぶ。

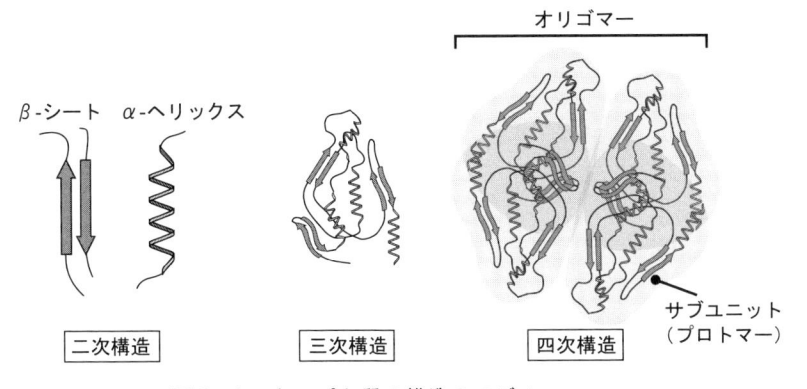

図3-4　タンパク質の構造のモデル

6 タンパク質の種類と性質

（1）タンパク質の種類

3-6

　タンパク質はその構造から3種に大別される（表3-2）。単にポリペプチド鎖から構成されるタンパク質を単純タンパク質，さらにアミノ酸以外の成分が結合したものを複合タンパク質といい，これらが物理的，化学的な修飾を受けて生じたものを誘導タンパク質という。単純タンパク質は，さらに溶解度の違いから分類される。

表3-2　タンパク質の種類

種類	説明	主なタンパク質
単純タンパク質	アミノ酸のみから構成されているタンパク質。溶解性により分類され，また，溶解性を利用して各タンパク質を分離・精製することが可能である。	オボアルブミン（卵白），グリシニン（大豆），コラーゲン（軟骨，皮）
複合タンパク質	糖，脂質，金属など，アミノ酸以外の構成成分（補欠分子族）を含むタンパク質。補欠分子族の種類により分類される。	カゼイン（牛乳），オボムチン（卵白），ヘモグロビン（血液）
誘導タンパク質	天然タンパク質が変性したタンパク質。	ゼラチン（コラーゲンと水の加熱により生成），パラカゼイン（カゼインがレンニンで分解され生成），ペプトン（タンパク質の加水分解物）

（2）タンパク質の性質

3-7

　タンパク質の共通の性質として，各タンパク質は固有の分子量や等電点をもち，多くは水または希塩類溶液に可溶であることなどが挙げられる。このような様々な性質を利用して単一に分離・精製を行う。また，タンパク質を構成するアミノ酸の性質やその他の反応性を利用して定性分析や定量分析を行う。

＊タンパク質の精製法の一つであるゲルろ過クロマトグラフィーは，分子量の違いによりタンパク質を精製する手法である。

①分子量
　タンパク質はそれを構成するアミノ酸やそれ以外の結合成分によって，分子の大きさに違いが生じる。図3-5のようにタンパク質を電気泳動すると，分子量の差異によって移動度が異なる。

②等電点
　タンパク質はイオン性官能基（$-NH_2$，$-COOH$，$-OH$など）の位置や数が異なることによって，それぞれ固有の等電点を示す。タンパク質は等電点になると不安定となり，水和量，溶解度の減少により沈殿しやすくなる。ヨーグルト，豆腐といった食品は，タンパク質のこのよう

な性質を利用してつくられる代表的な食品である。
③溶解性
　食塩，硫酸アンモニウムなどの塩類を少量添加することで溶解度が上昇する現象を塩溶という。さらに塩濃度を上昇させると，タンパク質は沈殿してくる。この現象を塩析という。タンパク質は塩類のほかにも有機溶媒（エタノール，アセトンなど）やタンパク質沈殿剤（トリクロロ酢酸，ピクリン酸など）によっても沈殿する。
④変性
　高次構造を形成する結合力は弱い。このため，高次構造は物理的刺激（加熱，凍結，紫外線，撹拌など）または化学的刺激（酸，アルカリ，有機溶媒，変性剤，界面活性剤など）により非可逆的あるいは可逆的に破壊され，生理活性などが失われる。このことをタンパク質の変性といい，タンパク質の変性を利用したさまざまな調理法や加工法がある（表3-3）。変性したタンパク質は構造が変化することで，内部の分子が表面に露出したり，隙間が生まれることで，酵素作用を受けやすくなり，このことから消化もしやすくなる。

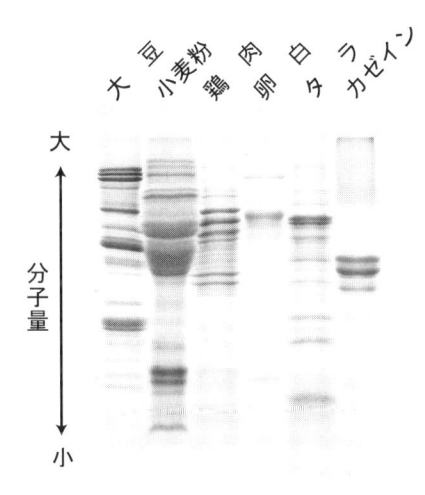

図3-5　タンパク質の電気泳動

表3-3　タンパク質変性による食品の調理と加工

利用する変性要因	食品の具体例
加熱	目玉焼き，焼肉，ゆば
表面張力	メレンゲ，アイスクリーム，スポンジケーキ
凍結	凍り豆腐
脱水	するめ
酸	しめさば，ヨーグルト
アルカリ	ピータン
金属イオン	豆腐（Ca^{2+}，Mg^{2+}）

7 タンパク質の栄養価

タンパク質の栄養価を評価する方法には,生物学的評価法と化学的評価法の2種類がある。

(1) 生物学的評価法

① タンパク質効率(protein efficiency ratio, PER)

摂取タンパク質1gあたりの増加体重(g)の比。通常3～4週齢のラットを用いて測定する。

$$PER = \frac{増加体重(g)}{摂取タンパク質(g)} \times 100$$

② 生物価(biological value, BV)

体内に吸収された窒素量と体外に排泄された窒素量の割合。体内におけるタンパク質の利用効率を求める。

$$BV = \frac{体内保留窒素}{吸収窒素} \times 100$$

$$= \frac{吸収窒素量 - (尿中排泄窒素量 - 内因性尿中排泄窒素量)}{摂取窒素量 - (糞中窒素量 - 内因性糞中窒素量)} \times 100$$

③ 正味タンパク質利用率(net protein utilization, NPU)

摂取したタンパク質のうち,実際に体タンパク質として利用される割合。生物価に消化率を乗じて求める。

$$NPU = \frac{摂取窒素量 - (糞尿窒素量 - 無タンパク質条件の糞尿窒素量)}{摂取窒素量} \times 100$$

(2) 化学的評価法

各アミノ酸の充足率をFAO/WHO/UNUから提案されたアミノ酸の評定パターンに対する,食品タンパク質のアミノ酸含量の割合をアミノ酸価(アミノ酸スコア)という。ヒトのアミノ酸必要量のパターンに近いアミノ酸組成をもつタンパク質ほど質の高いタンパク質となる。

$$アミノ酸価 = \frac{食品タンパク質中の各アミノ酸量(mg/g窒素)}{アミノ酸評点パターンの同アミノ酸量(mg/g窒素)} \times 100$$

8 酵 素

酵素とは,生体内外における化学反応を触媒するタンパク質であり,様々な生体反応の促進を行う。

(1) 酵素の名称と分類
酵素は,国際酵素委員会によって触媒する反応の種類により6つに大別されている。全ての酵素には4組の数字からなる酵素番号(EC番号)が付けられている。

(2) 酵素反応
酵素の反応を受ける物質を基質という。酵素反応においては,まず,酵素(Enzyme)と基質(Substrate)が結合した酵素基質複合体が形成され,ついで反応生成物(Product)が生成する。

$$E + S \longrightarrow ES \longrightarrow E + P$$

E:酵 素(Enzyme)
S:基 質(Substrate)
P:生成物(Product)

(3) 酵素の性質
それぞれの酵素は,特定の基質にのみ反応するという基質特異性をもつ。さらに,酵素分子における基質と結合する部位を活性中心(活性部位)という。また,酵素はpHや温度の影響を強く受ける。それぞれ最も高い酵素活性を発揮するpHや温度を最適(至適)pH,最適(至適)温度という。

(4) 食品に含まれる酵素
食品中にも数多くの酵素が存在し,その活性が食品の品質に大きな影響を与える。また,タンパク質としての性質と酵素特有の性質とを生かし,食品加工にも利用されている。

第4章 炭水化物, 糖質

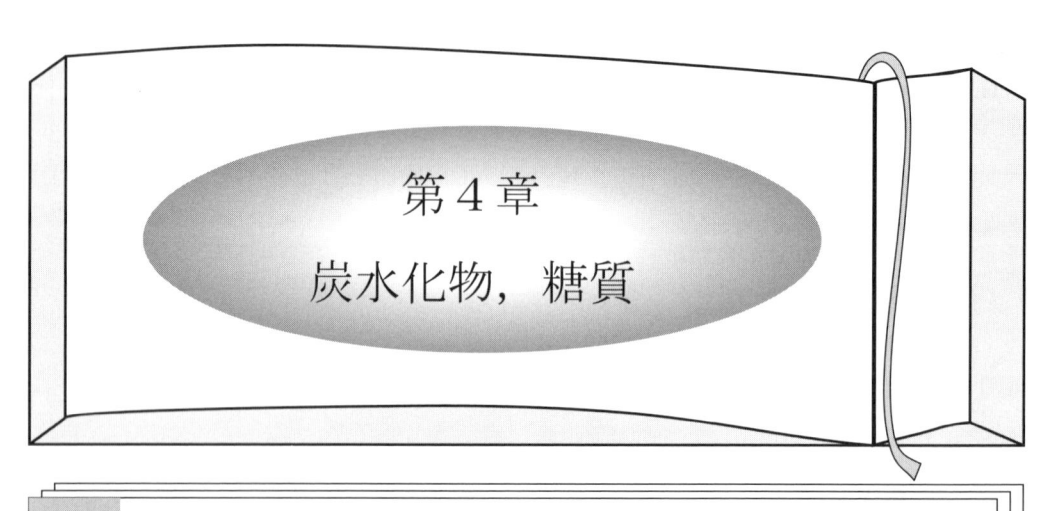

1 炭水化物の分類

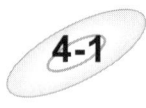

4-1

＊炭水化物の組成は $C_n(H_2O)_m$ という式で表せる。しかし,組成式にあてはまるが炭水化物ではないものもあるため,「多価アルコールのカルボニル誘導体」と定義することもある。

デンプンやスクロース(ショ糖),グルコース(ブドウ糖)などの化合物は炭素と水素と酸素のみからなり,炭水化物と総称されるが,糖質ともよばれる。炭水化物はエネルギー源となる物質であり,単糖類やオリゴ糖類,一部の誘導糖質は甘味料としても重要である。炭水化物のうちヒトの消化酵素で消化されない成分を食物繊維(ダイエタリーファイバー)といい,いくつかの生理的機能を有することがわかってきた。

炭水化物は単糖を基本単位とするが,単糖単独のものを単糖類,単糖が2～10個結合したものをオリゴ糖類(少糖類),単糖が多数結合したものを多糖類という(表4-1)。これらはすべて組成式 $C_n(H_2O)_m$ を満たす。一方,糖の一部分が置換され,組成式に一致しないが,化学的性質が炭水化物と類似したものを誘導糖質という。

食品に含まれるおもな単糖はアルドースに属し,フルクトースはケトースに属する。単糖類は,構成する炭素原子の数によって,三炭糖から六炭糖までであるが,このうち食品成分としては六炭糖が多く存在する。

表4-1 炭水化物の分類

分類	構造	糖類
単糖類	アルドース ケトース	グルコース, ガラクトース フルクトース, マンノース
オリゴ糖類 (少糖類)	単糖が2～10個結合	スクロース(ショ糖), ラクトース(乳糖), ラフィノース, スタキオース
多糖類	単糖が多数結合 (一般的に100個 以上の単糖が結)	デンプン(アミロース, アミロペクチン), グリコーゲン, セルロース
誘導糖質	糖の一部が置換されている	D-キシリトール, D-グルコサミン

糖の数 少→多

2 単糖類

(1) 単糖類の立体配置

グリセルアルデヒドの場合，4つの異なった置換基をもつ2位の炭素原子が不斉炭素原子であるため，互いに鏡像関係にある1組の化合物（鏡像異性体）をもつ。これらをそれぞれD-およびL-グリセルアルデヒドという（図4-2）。その他の単糖類は，D-およびL-グリセルアルデヒドの立体配置と比較することで，それぞれDおよびLの型に分類される。天然に存在する単糖はほとんどがD型であり，L型はアラビノースなどに限られている。

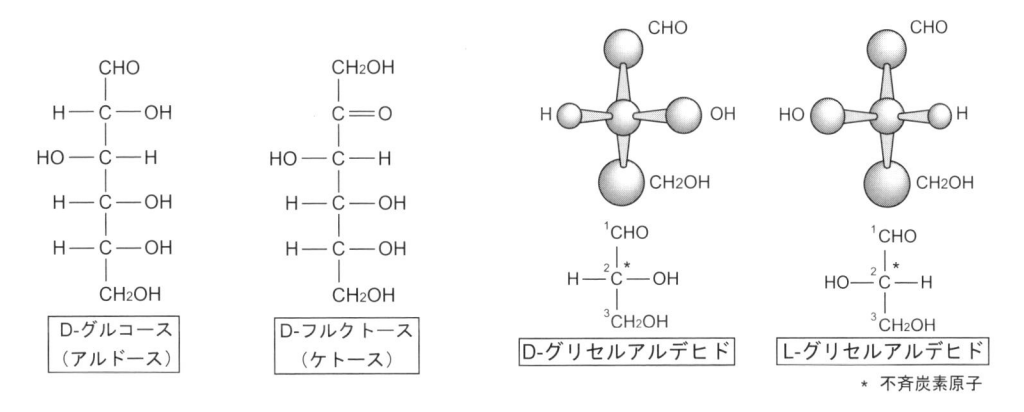

図4-1　単糖の基本構造

図4-2　グリセルアルデヒドの立体構造

＊ 不斉炭素原子

また，四炭糖の場合，不斉炭素原子を2個もつので2^2（＝4）個の鏡像異性体が存在する。D-とL-エリトロースならびにD-とL-トレオースは互いに2つの鏡像異性体が存在し，このような化合物を互いにジアステレオマーとよぶ。ジアステレオマーは互いに物理的および化学的性質が異なる。

(2) 単糖類の環状構造

5個以上の炭素をもつアルドースや6個以上の炭素をもつケトースは，分子内でカルボニル炭素がヒドロキシ基と反応して，ヘミアセタールやヘミケタールの環状構造をとる。五員環（フラノース），六員環（ピラノース）とよぶが，グルコースなどはピラノース型，フルクトースはフラノース型となることが多い。この環状構造には，新たに生じたヒドロキシ基（グルコシド性ヒドロキシ基）の結合方向に向かってジアステレオマーであるα-とβ-アノマーができる。

（3）単糖類の反応性

①フェニルヒドラジンとの反応

　単糖類や二糖類のカルボニル基は反応性が高く，フェニルヒドラジンと反応してそれぞれ異なったオサゾンの結晶を生成する。この反応は糖類の確認に用いられる。

②フェーリング反応・銀鏡反応

　単糖類や二糖類のカルボニル基は，アルカリ性水溶液中でCu^{2+}やAg^+などを還元する。このような性質をもつ糖を還元糖とよび，定性分析法として，Cu^{2+}を用いたフェーリング反応，Ag^+を用いた銀鏡反応などがある。

＊単糖類はすべて還元糖である。

3　オリゴ糖類（少糖類）

　2～10個の単糖が結合したものをオリゴ糖類（少糖類）といい（表4-3），様々な機能をもつ。オリゴとは，ギリシャ語で「少ない」の意である。単糖のグルコシド性水酸基は反応性が高く，アルコール性水酸基，フェノール，アミノ基などと容易に置換する。このようにして糖以外のものを結合したものを配糖体とよび，糖以外の部分はアグリコンとよばれる。

　グリコシド性水酸基の立体配置や結合する相手の水酸基の部位の違いによって種々のオリゴ糖が存在する。D-グルコース2分子からできているが，その結合様式が異なっている糖として，マルトースとイソマルトース，セロビオース，トレハロースがある（表4-2）。

　スクロースを加水分解することでグルコースとフルクトースが生成する。フルクトースはスクロースの2倍近い甘味度を示すので，より安価な甘味料としてフルクトースを含む混合糖がつくられる。このグルコースとフルクトースの混合物を転化糖という。また，グルコースをフルクトースに変えることを異性化といい，異性化によるグルコースとフルクトースの混合物を異性化糖という。これらは液状のため液糖ともよぶ。

＊オリゴ糖類のうち，多くは合成されたものであり，自然界には，二糖類が広く存在している。

＊マルトースやラクトースなどの甘味度は低く，スクロースの約3分の1以下である。

4　誘導糖質

　糖分子の一部が水酸基やアミノ基などに置換され生成した糖質を誘導糖質とよぶ。誘導糖質には大きく分類して，糖アルコール，アミノ糖，デオキシ糖，ウロン酸が存在する。

表4-2 オリゴ糖の種類と構造

二糖	還元性*	構造式	グリコシド結合	所在
マルトース	+	（構造式）	$\alpha 1 \to 4$結合	麦芽
セロビオース	+	（構造式）	$\beta 1 \to 4$結合	松の葉
イソマルトース	+	（構造式）	$\alpha 1 \to 6$結合	清酒
トレハロース	-	（構造式）	$\alpha 1 \to 1\alpha$結合	きのこ，昆虫
スクロース	-	（構造式）	$\alpha 1 \to 2\beta$結合	さとうきび，ビート
ラクトース	+	（構造式）	$\beta 1 \to 4$結合	哺乳類の乳汁

＊＋は還元性を、－は非還元性を表す。

　また，誘導糖質のうち糖アルコールはシュガーレス（ノンシュガー）食品に利用される。
　単糖もしくはその誘導体がα-またはβ-グリコシド結合したものを多糖という。構成糖が1種類のホモ多糖，2種類以上のヘテロ多糖がある。また，ヒトが消化できエネルギー源として利用できる多糖はデンプンとグリコーゲンである。

＊シュガーレス（ノンシュガー）食品：栄養標準基準制度により糖類（単糖類と二糖類から糖アルコールを除いたもの）が食品100g（または100ml）あたり0.5g未満のもの。

5　多糖類

*生体構成多糖にはセルロース，キチンなどがあり，貯蔵多糖にはデンプンやグリコーゲンがある。

4-5

（1）デンプン

　植物が葉のクロロプラスト内で光合成することによって，ホモ多糖であるデンプンが合成され，一時的に貯えられる（同化デンプン）。夜間に，同化デンプンは分解されてスクロースの形で種子，果実，塊根，塊茎へ輸送される。そして，細胞内のアミロプラスト内で新たにデンプンが合成・貯蔵される（貯蔵デンプン，図4-3）。この貯蔵デンプンが食品として利用される。

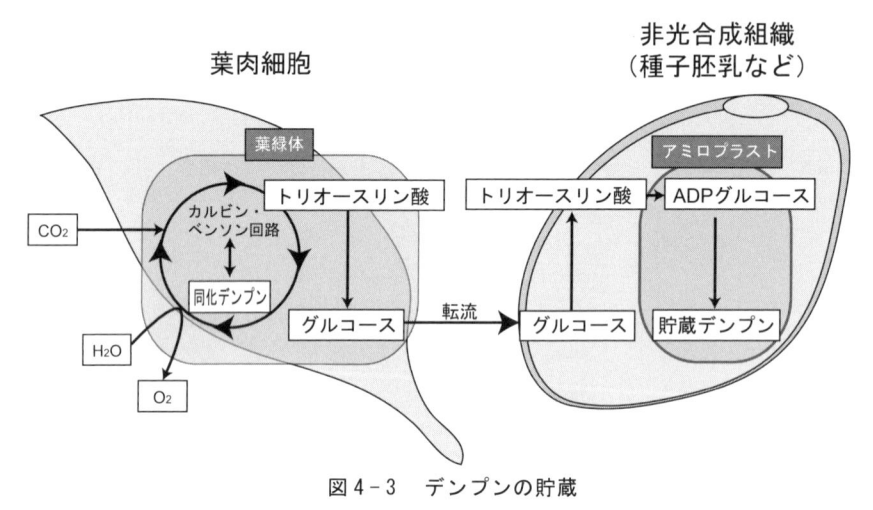

図4-3　デンプンの貯蔵

（2）デンプン成分

*アミロースは60℃程度の温水に溶けるが，アミロースより高分子量のアミロペクチンは溶解しないが，溶液の粘度はアミロペクチンの方が大きくなる。

　デンプン成分はアミロースとアミロペクチンである（第1章の図1-8参照）。アミロースはグルコースが$\alpha 1\to 4$結合した直鎖多糖で，6個のグルコース残基で一巻きのらせん構造をとっている（図4-4）。ヨウ素はこのらせん構造内に取り込まれ，青く染まる。アミロペクチンは長鎖のアミロースに25～30グルコース残基のアミロースが$\alpha 1\to 6$結合して，枝分かれした構造を持っている。

　植物は蓄積したデンプンの性状によって，うるち種ともち種に分けられる。多くはうるち種でアミロースとアミロペクチンが約1：3の割合で含まれている。一方，もち種はアミロースをほとんど含まないため，うるち種に比べ糊化すると粘りが強い。モチ種が存在するのはイネ，小麦，大麦，トウモロコシ，アワ，キビなどイネ科植物である。

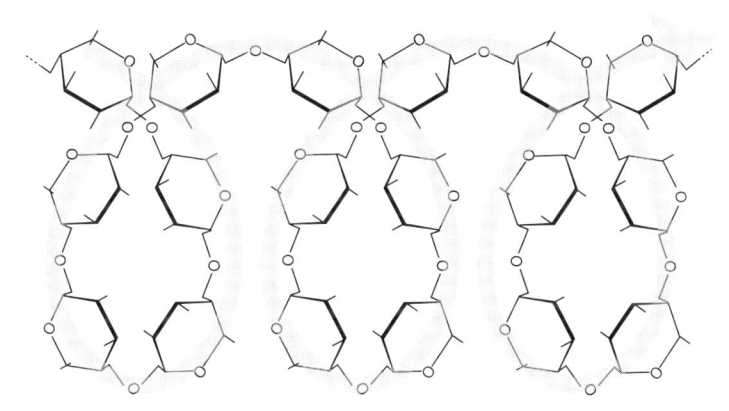

図4-4　アミロースのらせん構造

(3) デンプン粒の構造

　デンプン粒の断面を電子顕微鏡で調べると、樹木の断面に見られるような年輪状のリングが観察される。結晶領域にアミロペクチン分子、非晶領域にアミロース分子が存在すると考えられている。

(4) デンプンの糊化と老化

　デンプンは結晶粒子で水に溶けない。しかし、デンプンを水に分散させ、加熱すると溶けて透明な溶液になる。これは水の存在下で加熱するとデンプン分子間の水素結合が切断され、デンプン分子と水が水素結合を形成し溶解したためである。この現象をデンプンの糊化といい、糊化したデンプンを糊化デンプン、糊化前のデンプンを生デンプンとよぶ。糊化には水分が40％以上必要で、デンプン食品は糊化によって粘度が変化する（図4-5）。

　糊化したデンプン溶液は、加熱を止めて放置すると粘度が大きくなりとろみを帯びる。デンプン濃度が高い場合にはゲル状となる。さらに放置を続けると不溶化する。これは糊化によって生じたデンプン分子と水との水素結合が切れ、再びデンプン分子間の水素結合が形成されることによる変化である。この現象をデンプンの老化といい、老化したデンプンを老化デンプンとよぶ。米飯、パン、モチや団子などデンプン系食品が、時間の経過に従い硬くなるのはこのためである。なお、老化したデンプンは、再加熱によって糊化状態に戻すことができる。

(5) グリコーゲン

　グリコーゲンはグルコースがα1→4およびα1→6結合した水溶性のホモ多糖である。アミロペクチンと同様の構造をもつが、分岐度の頻度はアミロペクチンよりも高い。

＊水分が約15％含まれる米を炊飯する際には水を加えるが、水分含量の高いイモ類では焼く、蒸すなどの方法で食することができる。

＊デンプンの老化防止には保温、凍結、乾燥などが有効である。

＊グリコーゲンは動物の組織（おもに肝臓や骨格筋）の細胞質で合成・貯蔵される。

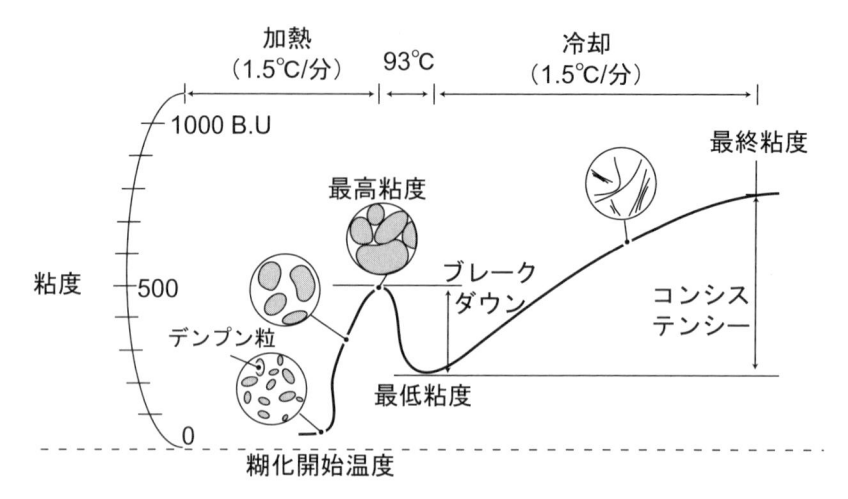

図4-5　アミログラム

(5) セルロースとヘミセルロース

セルロースは植物細胞壁に分布し, グルコースがβ1→4結合した直鎖の不溶性多糖である。(図4-6)。ヒトはセルロースの分解酵素であるセルラーゼをもたないため, 消化吸収することができない。また, ヘミセルロースは細胞壁を構成する多糖のうち, セルロースとペクチンを除いた多糖の総称で, β-1,3-グリカンやキシログルカンなどがある。

図4-6　セルロースの構造

(6) その他の多糖類

このほかにも様々な多糖類が存在する。いずれもヒトの消化酵素で分解されないが, 重要な生理機能をもつ。

6　繊維と食物繊維の違い

　食物繊維は「ヒトの消化酵素で消化されない食品中の難消化性成分の総称」と定義され，植物性多糖（セルロース，ペクチンなど）や動物性多糖（キチン，キトサンなど）のほかに，リグニン（非多糖）などが含まれる（図4-7）。近年，食物繊維のもつ生理機能が重要視され，平成27年に作成された日本食品標準成分表2015年版（七訂）では，食品100ｇから水分，タンパク質，脂質および灰分の合計量（食品100ｇあたりの量）を差し引いて算出したものを炭水化物とし，この内の食物繊維は別個に定量することとされている。一方，四訂日本食品標準成分表では炭水化物は「糖質」と「繊維」に分類されていた。「繊維」は1.25％硫酸および1.25％水酸化ナトリウムで順次分解処理した残渣」のことで，「糖質」は食品100ｇから水分，タンパク質，脂質，繊維および灰分の合計量を差し引いて求められ，「繊維」以外の糖質すべてをさしていた。

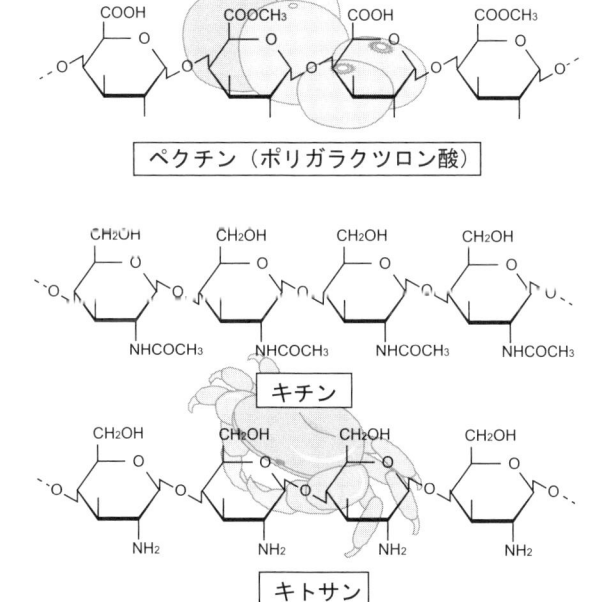

図4-7　食物繊維の構造

第5章 脂質

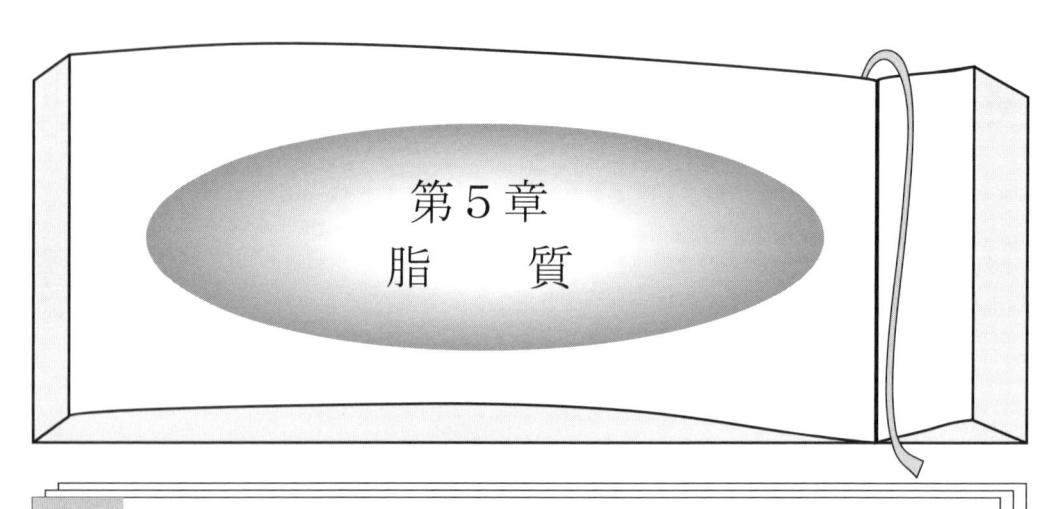

1 脂質の種類と構造

5-1

　脂質は，水に溶けずエーテル，クロロホルム，アルコール，アセトン，ヘキサンなどの有機溶媒に溶ける成分である。天然に存在する脂質の多くはグリセロール（グリセリン）と脂肪酸からなるエステルである。脂質は，中性脂肪，リン脂質，ステロールエステルおよびそれらの加水分解物などが大部分を占める。脂肪酸とアルコール類のエステルを単純脂質といい，単純脂質の一部にリン酸，アミノ酸，糖などが結合した脂質を複合脂質という。そのほかに脂肪酸やコレステロール，微量成分である色素および脂溶性ビタミンなどがある（表5-1）。

表5-1　脂質の分類

単純脂質	アシルグリセロール（脂肪酸とグリセロールのエステル） 　モノアシルグリセロール 　ジアシルグリセロール 　トリアシルグリセロール（中性脂質，中性脂肪，油脂）
	ろう（脂肪酸と脂肪族アルコールのエステル）
	ステロールエステル（脂肪酸とステロールのエステル）
複合脂質	リン脂質 　グリセロリン脂質 　スフィンゴリン脂質 糖脂質 　グリセロ糖脂質 　スフィンゴ糖脂質
誘導脂質	脂肪酸
	脂肪族アルコール
	ステロール
その他の脂質	炭化水素
	脂溶性色素
	脂溶性ビタミン

（1）中性脂肪（油脂）

　中性脂肪はグリセロールと脂肪酸からなるトリアシルグリセロールであり，一般に油脂とよばれる（図5-1）。構成成分である脂肪酸は油脂の種類によって異なるとともに，トリアシルグリセロール分子内の脂肪酸構成も同一でないことが多い。

　構成脂肪酸の種類と割合の違いが，油脂の化学的性質や栄養価の決定につながる重要な因子となる。

＊動物，植物に含まれる中性脂肪はトリアシルグリセロールが圧倒的に多い。

＊常温で固体のものを脂，液体を油とよび，両者合わせて油脂という。

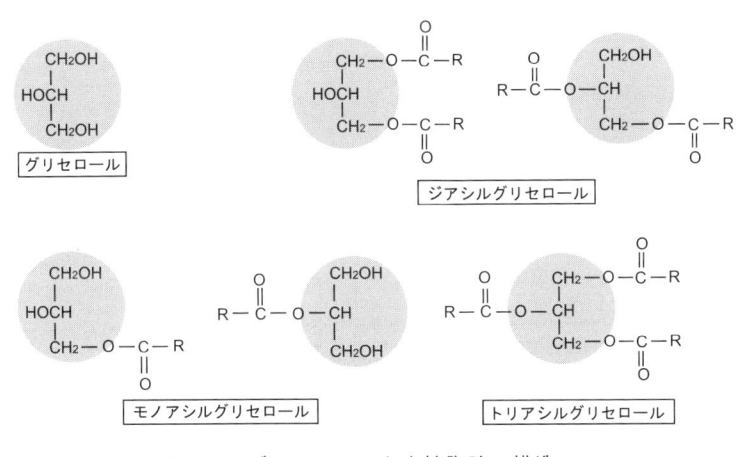

図5-1　グリセロールと中性脂肪の構造

（2）脂肪酸

　脂質をアルカリや酸，リパーゼで加水分解すると，脂肪酸とグリセロールに分解する。脂肪酸は鎖状炭化水素の末端がカルボキシル基（－COOH）に置換したもので，一般にRCOOHで表される。

　脂肪酸は，炭化水素鎖中に二重結合をもつ不飽和脂肪酸と二重結合をもたない飽和脂肪酸とに分類される。さらに，不飽和脂肪酸は二重結合の数で分類され，二重結合が1個のモノエン酸（一価不飽和脂肪酸），2個のジエン酸，3個のトリエン酸と続き，二重結合が2個以上の脂肪酸をポリエン酸（多価不飽和脂肪酸）という（図5-2）。

　飽和脂肪酸および一価不飽和脂肪酸であるオレイン酸までは，ヒトの体内で合成可能である。しかし，リノール酸，リノレン酸，アラキドン酸はヒトの体内で合成できないため，必須脂肪酸とよばれる。表5-2に示したように，脂肪酸は炭素数や二重結合の数によって融点が異なる。飽和脂肪酸では炭素数が多くなるほど融点が高くなり，同じ炭素数では二重結合が多くなるほど融点が低下する。

＊ヒトの体内では，α－リノレン酸からEPA（エイコサペンタエン酸）やDHA（ドコサヘキサエン酸）を合成することが可能である。

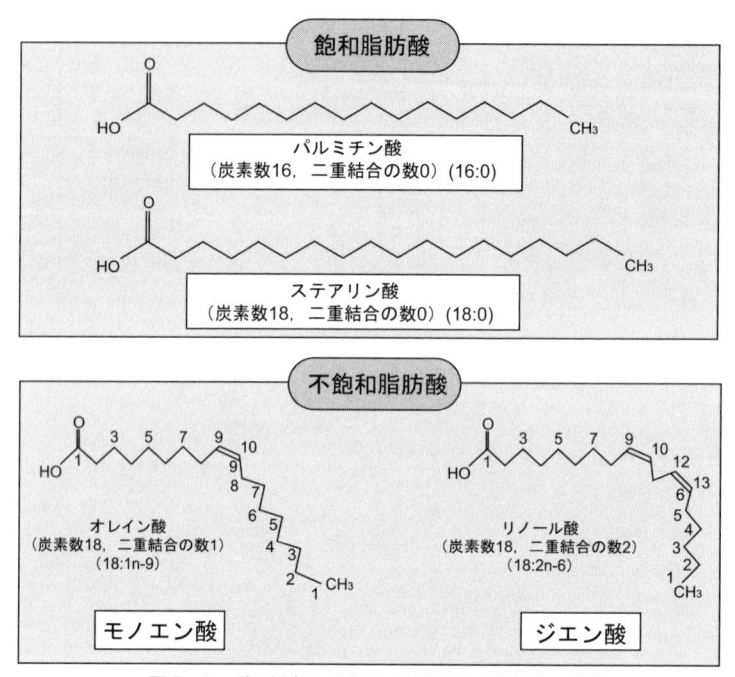

図5-2　脂肪酸の分類と代表的な脂肪酸の構造

(3) リン脂質

　リン脂質は, リン酸を含む脂質であり, グリセロリン脂質とスフィンゴリン脂質に大別される (図5-3)。分子内のリン酸基は極性が高く, そのために水との親和性が高い。

(4) 糖脂質

　糖脂質は糖を含む脂質であり, グリセロ糖脂質 (主に植物組織に含まれる) とスフィンゴ糖脂質 (主に動物組織に含まれる) に大別される。

(5) ステロール

　ステロールはステロイド核をもつ脂質であり, ステロール, 胆汁酸, ステロイドホルモン (副腎皮質ホルモン, 性ホルモンなど), サポニンなどがある (図5-4)。

(6) 高級脂肪族アルコール

　ろう (ワックス) の成分で構成される脂質を高級脂肪酸アルコールという。セチルアルコール, ビタミンAアルコールなどがある。

＊マヨネーズの酢と油が安定した状態であるのは, 卵黄に含まれるリン脂質の乳化力の働きによる。

＊動物の脳, 神経組織の多いスフィンゴ糖脂質であるセレブロシドが最もよく知られている。

＊アブラソコムツなどの魚類は, ろうを多く含む。そのため食べると下痢を起こすので注意が必要である。

図 5-3　リン脂質の構造と種類

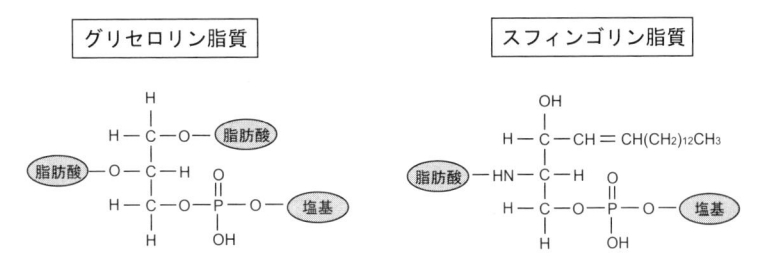

塩　基		グリセロリン脂質	スフィンゴリン脂質
コリン	$-CH_2CH_2N^+(CH_3)_3$	ホスファチジルコリン（レシチン）	スフィンゴミエリン
エタノールアミン	$-CH_2CH_2NH_2$	ホスファチジルエタノールアミン（ケファリン）	
セリン	$-CH_2CHNH_2$ $\quad\quad\quad\mid$ $\quad\quad\quad COOH$	ホスファチジルセリン	

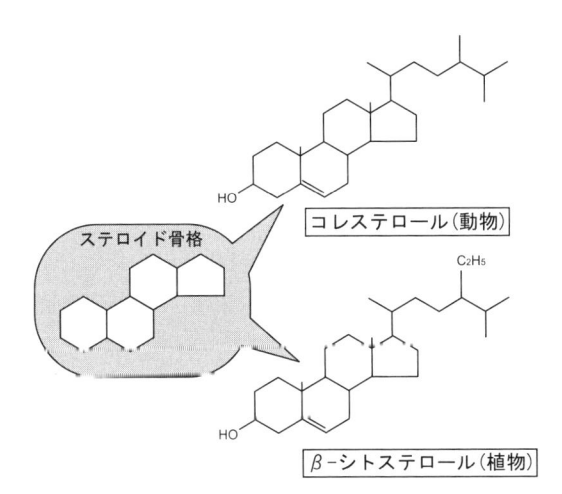

図 5-4　ステロールの構造

（7）エイコサノイド

　プロスタグランジンやトロンボキサン，ロイコトリエンをエイコサノイドという生理活性物質である。プロスタグランジンは，血小板凝集の抑制，血管の拡張，腸管の収縮，胃酸分泌抑制など特異的な働きをする。トロンボキサンは，血小板凝集や気管支の平滑筋の収縮などの強力な生理活性物質で，血栓病，狭心病，気管支喘息の成因の1つと考えられている。ロイコトリエンは，平滑筋の収縮，血管透過性を亢進させるなどの作用が知られている。

2 油脂の種類と性質

（1）油脂の種類

5-2

植物の種子，動物の皮下組織，卵黄などに存在し，圧搾あるいは溶媒抽出し不純物を除去し，油脂として利用される。特に食用に供するものを食用油脂とよぶ。搾油する原料および状態から図5-5のように分類される。常温（20〜25℃）で液体のものを油（oil），固体のものを脂（fat）という。各種油脂の脂肪酸組成は一般に脂肪炭素数が16のパルミチン酸，18のステアリン酸，オレイン酸，リノール酸，リノレン酸などが多い。

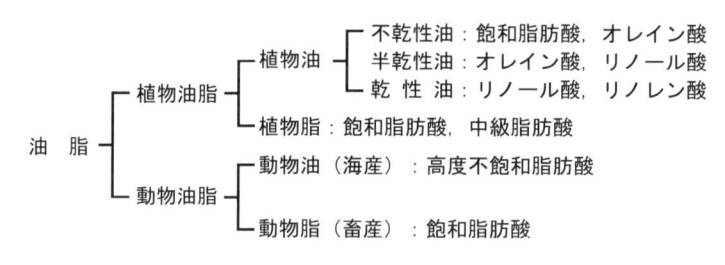

```
             ┌─ 植物油脂 ┬─ 植物油 ┬─ 不乾性油：飽和脂肪酸，オレイン酸
             │          │        ├─ 半乾性油：オレイン酸，リノール酸
油 脂 ───────┤          │        └─ 乾 性 油：リノール酸，リノレン酸
             │          └─ 植物脂：飽和脂肪酸，中級脂肪酸
             └─ 動物油脂 ┬─ 動物油（海産）：高度不飽和脂肪酸
                        └─ 動物脂（畜産）：飽和脂肪酸
```

図5-5　油脂の分類と構成脂肪酸

（2）油脂の性質

＊融点は，SSSが45〜60℃，SSUが30〜45℃，SUUが0〜10℃，UUUが0℃以下。

油脂の理化学的性質を表5-3にまとめた。これらは油脂を構成している脂肪酸の性状によって影響を受け，油は不飽和脂肪酸が多く，脂は飽和脂肪酸が多い。理化学的性質や用途などの指標として，けん化価，よう素価などがある。これらを化学的性質といい，表5-4に示した。

また，油脂は各種脂肪酸からなるトリアシルグリセロールの集合体である。脂肪酸を飽和脂肪酸（S, saturated fatty acid）と不飽和脂肪酸（U, unsaturatede fatty acid）に大別すると，油脂中のトリアシルグリセロールはSSS，SSU，SUU，UUUの4種で表すことができる。

（3）油脂の改質

①水素添加反応

油脂を構成する不飽和脂肪酸の二重結合に水素を添加し，飽和脂肪酸に変化させることができる。この反応を水素添加反応といい，油脂の融点が上昇し硬度が増すので，処理した油脂を硬化油とよぶ。水素添加は酸化されやすい高度不飽和脂肪酸を含む油脂に酸化安定性や可塑性，硬度を与える。魚油や大豆油などを原料にしてマーガリン，ショートニング，石けんの用の油脂がつくられる。

表5-2 油脂の理化学的性質

性質	その概要
色、味、香り	純粋なものは、色や香りはなく、含まれる微量成分により特有の着色、風味を呈する。
比重	脂肪酸の炭素数の減少、二重結合数の増加、酸化の進行などで比重は増加する。(一般に0.90～0.98)
融点	脂肪酸の炭素鎖の鎖長が大きくなると上昇し、二重結合が増加すると低下する。
粘度	長鎖脂肪酸は粘度を増大させ、不飽和脂肪酸は粘度を減少させる。また油脂の劣化により増大する。
発煙点、引火点	通常200℃以上である。引火点は300℃以上であるが、構成脂肪酸の鎖長が短くなると低下する。
溶解性	有機溶媒に溶け、水にはほとんど溶けない。
乳化性	モノアシルグリセロール、ジアセチルグリセロール、レシチンなどは乳化作用がある。

表5-3 油脂の化学的性質

性質	その概要
ケン化価	1gの油脂をケン化するのに必要なKOHのmg数で表される。
ヨウ素価	油脂を構成する脂肪酸の不飽和度を表すもので、油脂100gに対する付加されるヨウ素のg数で表される。
酸価	油脂の精製度や酸敗の度合いを表すもので、油脂1gを中和するために必要なKOHのmg数で表される。
過酸化物価	油脂の酸敗の程度を表すもので、油脂1kgに含まれている過酸化物のミリ当量数で示される。
カルボニル価	油脂1kgに含まれるカルボニル化合物のミリ当量数で示される。
TBA(チオバルビツール酸)価	酸化二次生成物であるマロンアルデヒドなどをチオバルビツール酸と反応させて生成した縮合物を分光光学的に測定するものである。

②分別

先に述べたように油脂は融点の異なる4種のトリアシルグリセロールの集合体である。この融点の差を利用して、ある融点のトリアシルグリセロールを得ることを分別という。硬化油を原料にカカオ脂の代替え油脂などが得られる。

③エステル交換

トリアシルグリセロールの脂肪酸を他の脂肪酸に交換する反応で、アルカリ処理、ナトリウムメチラート(CH_3ONa)やリパーゼを用いる方法などがある。この反応によって油脂の融点を調整したり、EPAやDHAなどの高度不飽和脂肪酸を含量の高い油脂や、中鎖脂肪酸を含む油脂の製造を行うことができる。また、エステル交換反応を利用してモノアシルグリセロールやジアシルグリセロールなども作られている。

(4) 乳化

油と水はそのままでは混ざらないが、乳化剤の作用によって、一方を微粒子そして他方に安定に分散させることができる。これらの状態を乳

化液またはエマルションという（図5-6）。水に油が分散した水中油型（O/W, oil in water）と油に水が分散した油中水型（W/O, water in oil）がある。前者には牛乳，クリーム，マヨネーズなど，後者にはバター，マーガリン，チョコレートなどがる。

乳化剤としてはリン脂質の一種であるホスファチジルコリン（レシチン）が，モノアシルグリセロールやショ糖脂肪酸エステルなどがある。これらはいずれも分子内に親水基と親油基を持ち，両親媒性である。乳化剤はマーガリン，チョコレート，アイスクリーム，ドレッシングなど油脂を主体とした食品の他，パンやケーキ，クッキー，コーヒーなどの缶飲料や豆腐など幅広く利用されている。

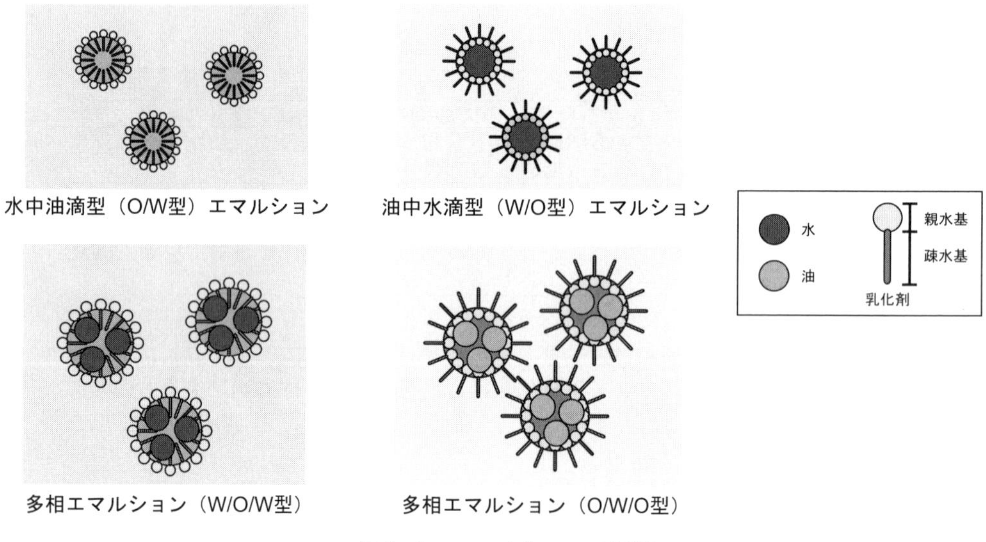

水中油滴型（O/W型）エマルション　　油中水滴型（W/O型）エマルション

多相エマルション（W/O/W型）　　多相エマルション（O/W/O型）

図5-6　エマルションの種類

3 油脂の生理作用

（1）生理作用

①エネルギー源

厚生労働省の栄養表示基準では，脂肪は1gあたり約9kcalを含み，タンパク質や炭水化物は1gあたり約4kcalであるため，単位量あたり約2倍のエネルギー含量ということになる。脂肪を多く含む食品は，エネルギー摂取の観点から見ると，効率の良い食品といえる。また，脂溶性ビタミンの吸収にも重要な役割をもつ。しかし，脂質の過剰摂取は肥満や動脈硬化などの生活習慣病を引き起こす原因となる。わが国の脂肪所要量は，18歳以上では20～25％となっている。

②必須脂肪酸

　　必須脂肪酸は，正常な発育や生理機能の維持に必要不可欠な成分である。ただし，日常生活における必須脂肪酸の最低必要量は総エネルギーの約2％とされるため，欠乏することはないと考えられる。
　　必須脂肪酸の役割として，次のようなことが挙げられる。
　　　ⅰ）血中コレステロールの上昇を抑制する。
　　　ⅱ）エイコサノイドの前駆体である。
　　　ⅲ）生体膜構成成分であるリン脂質の主要成分である。

③脂質の機能

　　脂質のもつ機能性として次のような作用が挙げられる。
　　　ⅰ）必須脂肪酸や脂溶性ビタミン，エルゴステロールの供給源であるとともに，それらの吸収を助ける働き。
　　　ⅱ）胃の蠕動運動を緩慢にして，胃液の分泌を抑制し，食物の胃内滞留時間を延長する働き。
　　　ⅲ）ジアシルグリセロールはトリアシルグリセロールに比べて，血中中性脂肪や内蔵脂肪，肝脂肪，体脂肪率を低下させる働きをする。

（2）食品への利用

①熱媒体としての作用・高エネルギーの付与

　　フライ，天ぷらなど油で揚げた多くの食品がある。油脂を熱媒体として利用することで食品を短時間で加熱調理や乾燥することができる。また，この操作によって食品中に水分と油脂が交換し，食品中の油脂含量が高くなり高エネルギーを付与することができる。

②風味の改善

　　油脂含量が高くなると味が濃厚になり，風味が改善される。

③タンパク質食品の改質

　　膨らみの良い，ソフトなパンやスポンジケーキをつくるためには油脂の添加が不可欠である。油脂は小麦粉生地のグルテンの結合を弱め，生地の伸展性を高める。このため生地は膨らみやすくなり，食感を改善する。

④調理性の改善

　　炒める，焼くなどの調理では，食品と調理器具が焦げ付くことが多い，油脂は調理器具の表面を覆い，食品との接触を防ぐことで，焦げ付きにくく，調理器具から離れやすくする。
　　また，デンプンに作用しその粘性を低下させる。冷凍米飯などの米粒をさばきやすくする。

*そうめんの製造では生地表面に綿実油を塗りながら伸ばすことが行われる。このため，うどんに比べ細く引き延ばすことができる。

第6章 ビタミン

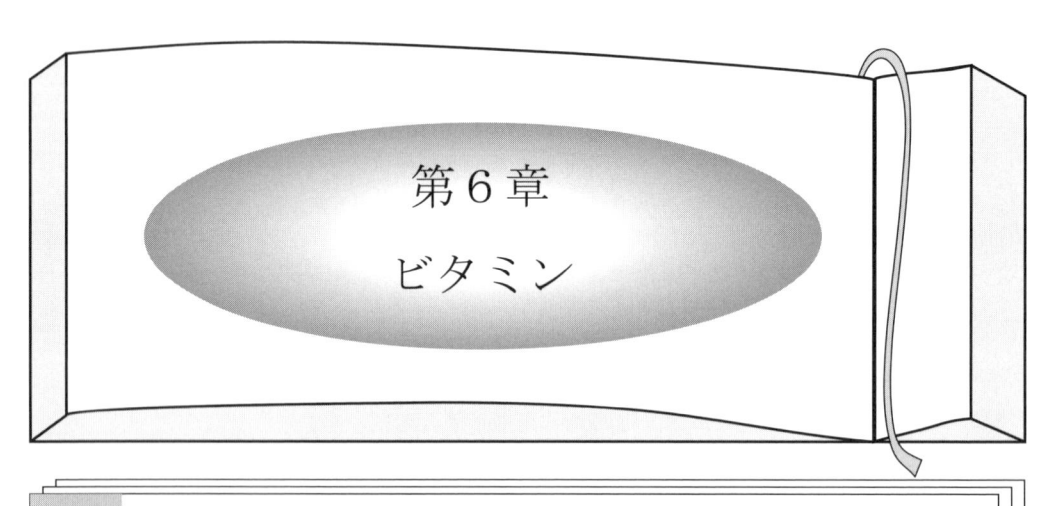

1 ビタミンの分類

6-1

　ビタミンは，生体内でタンパク質や炭水化物，脂質などの機能が十分に発揮されるように，微量で働く有機化合物である。また，動物の体内で合成されないので必ず食品より摂取しなければならない。しかし動物によっては，ビタミンCを合成したり，腸内細菌のはたらきでビタミンB_6, B_{12}, Kなどを産生することもある。

　現在，確認されているビタミンは約15種類で，その他にいくつかのビタミン様物質が知られている。ビタミンはその溶解性から，脂溶性ビタミンと水溶性ビタミンに大別される（表6-1）。

表6-1　ビタミンとそれを含む主な食品

ビタミン		常用名	多く含まれる食品
脂溶性ビタミン	ビタミンA	レチノール	レバー，卵黄，うなぎ
	ビタミンD	カルシフェロール	レバー，魚肉，しいたけ
	ビタミンE	トコフェロール	植物油，卵，バター
	ビタミンK_1	フィロキノン	緑黄色野菜，レバー
	ビタミンK_2	メナキノン	納豆，チーズ，ヨーグルト
水溶性ビタミン	ビタミンB_1	チアミン	穀物胚芽，豚肉，ごま
	ビタミンB_2	リボフラビン	牛乳，乳製品，卵
	ビタミンB_6	ピリドキシン	発酵食品，レバー，肉類
	ビタミンB_{12}	シアノコバラミン	レバー，卵黄，魚肉
	ナイアシン	ニコチン酸，ニコチンアミド	レバー，豆類
	パントテン	パントテン酸	レバー，牛乳
	葉酸	葉酸	緑黄色野菜，レバー，きのこ
	ビオチン	ビオチン	レバー，牛乳，卵黄
	ビタミンC	アスコルビン酸	果物，野菜

2 脂溶性ビタミン

(1) レチノール (ビタミンA)

①分類・性質

　レチノールは，ロドプシンの形成や成長促進作用，皮膚・角膜などの角化抑制などの生理作用をもつ。カロテン（プロビタミンA）のうち最も効力のあるのはβ-カロテンであるが，重量単位ではレチノールの2分の1の効果を示す。

　また，レチノールは空気にさらされて酸化され，光，熱，金属イオンに対しても非常に不安定である。

②欠乏・過剰

　レチノールが欠乏すると夜盲症（とり目）や成長阻害，皮膚・粘膜上皮の角化，感染症に対する抵抗性の低下を引き起こす。また，過剰な摂取は，脳圧亢進や脱毛，筋肉痛などが起こる。

③含有食品

　レチノールは，海産・淡水魚や獣鳥肉類の肝臓などの動物性食品に多く含まれ，カロテンは植物性食品に多く含まれている（表6-2）。

6-2

＊カロチノイド色素であるα-カロテン，β-カロテン，γ-カロテン，クリプトキサンチンなどプロビタミンAとして有効である。

＊国際単位（IU）
ビタミンA：1 IU＝0.3 μgレチノール
プロビタミンA：1 IU＝0.6 μg βカロテン

図6-1　レチノールとプロビタミンAの構造

(2) カルシフェロール (ビタミンD)

①分類・性質

　カルシフェロールは，カルシウムやリンの吸収増大効果があり，丈夫な骨や歯の形成に役立つ。また，ほとんど吸収されないプロビタミンDは紫外線によってビタミンDとなり，吸収質が上昇する。また，カルシフェロールは熱や酸化に対して安定であるため，調理・加工に

＊国際単位
1 IU＝0.025 μg ビタミンD_3

対して比較的安定である。
②欠乏・過剰
　カルシフェロールが欠乏すると，発育期にくる病，成人や老年期に骨軟化症，骨粗鬆症などを起こす。過剰症として，高カルシウム血症や腎障害，軟組織の石灰化などがある。
③含有食品
　動物性食品にはコレカルシフェロールを，植物性食品にはエルゴステロール（プロビタミンD）を多く含んでいる。

> ＊植物性食品に含まれるエルゴステロール（プロビタミンD_2）がエルゴカルシフェロール（ビタミンD_2）に，動物性食品に含まれる7-デヒドロコレステロール（プロビタミンD_3）がコレカルシフェロール（ビタミンD_3）に変化し生理作用を発揮する。

カルシフェロールの基本骨格

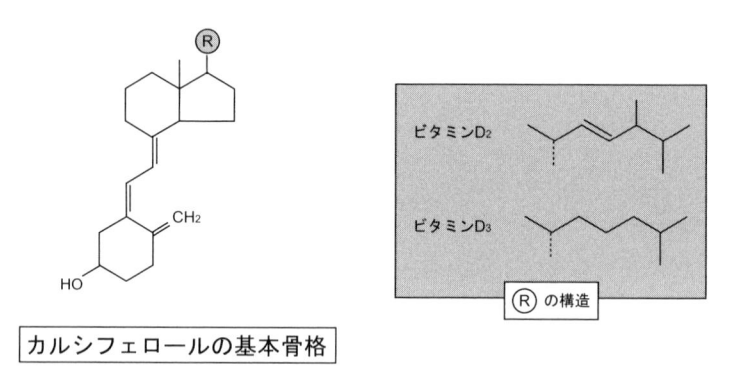

図6-2　カルシフェロールの構造

(3) トコフェロール（ビタミンE）

①分類・性質
　トコフェロールは非常に強い還元作用があり，他の物質の酸化を抑制する抗酸化作用をもつ。このため，酸化防止剤として広く食品に用いられている。天然には8種類の同族体（トコフェロール4種類，トコトリエノール4種類）が存在するが，α-トコフェロールが最も抗酸化効力が高い。
②欠乏・過剰
　通常の食事でビタミンEが不足することはないため，欠乏症や過剰症は認められない。
③含有食品
　カルシフェロールは植物性食品や緑黄色野菜，獣鳥肉類，魚介類など広範囲の食品に含まれている。

> ＊トコフェロールの抗酸化作用によって植物油の酸化をおさえ，品質の劣化を遅らせる。また，ビタミンAに対しても同様の抗酸化作用をもつ。

> ＊トコフェロールとトコトリエノールは側鎖の二重結合の差だけだが，トコフェロールに比べ，トコトリエノールの生物活性は低い。

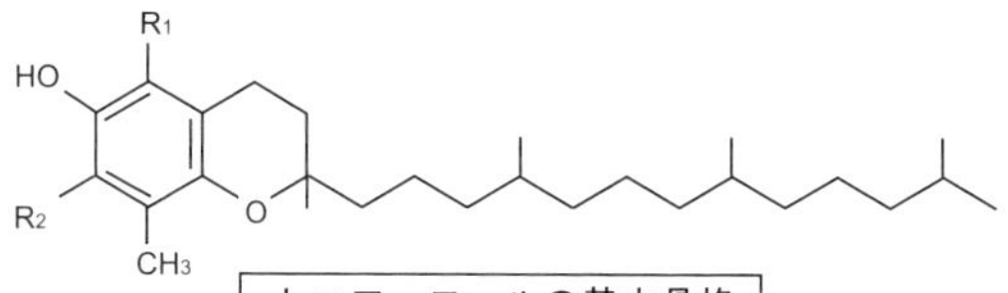

トコフェロールの基本骨格

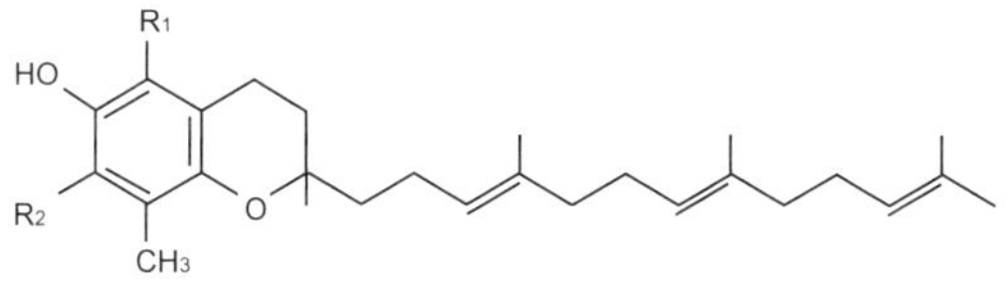

トコトリエノールの基本骨格

	R_1	R_2
α-トコフェロール α-トコトリエノール	CH_3	CH_3
β-トコフェロール β-トコトリエノール	CH_3	H
γ-トコフェロール γ-トコトリエノール	H	CH_3
δ-トコフェロール δ-トコトリエノール	H	H

図6－3　トコフェロールの構造

(5) ビタミンK

①分類・性質

ビタミンKは抗出血性ビタミンともよばれ，血液凝固に必要とされるビタミンである。また，カルシウムの代謝にも深く関係することから，骨の形成を促進する作用をもつ。

②欠乏・過剰

ビタミンKの欠乏症として，新生児の出欠症がある。過剰症は認められていない。

③含有食品

ビタミンKは緑黄色野菜や発酵食品の糸引き納豆，チーズ，ヨーグルトなどに多く含まれている。

＊ビタミンKには，植物由来のビタミンK_1（フィロキノン）と微生物起源のビタミンK_2（メノキナノン）の２種類が存在する。

3　水溶性ビタミン

(1) チアミン（ビタミンB_1）

①分類・性質

チアミンは，ヒトの正常な発育や神経の機能維持に必要なビタミンである。エネルギー代謝における解糖系の補酵素として作用する。

酸性や光に対しては比較的安定であるが，中性およびアルカリ性には不安定である。チアミナーゼ（アノイリナーゼ）は，ビタミンB_1を分解する性質を持っている。

②欠乏

チアミンが欠乏すると脚気を引き起こす。

6-3

＊江戸時代からビタミン欠乏による脚気が発生していたが，近年は食生活の向上により無くなっいた。しかし，一部若年層にインスタント食品の乱用とみられる欠乏症が発症している。

※チアミンは，1 mg／100 g 以下と少ない含有量が少ない食品が多く，比較的不足しやすいビタミンである。

※チアミンは，にんにく中に含まれるアリシンと結合しアリチアミンとなる。これは脂溶性なので腸管から吸収されやすく，しかもチアミナーゼで分解されないので，体内での活性が高い。

③含有食品

チアミンは強化米や米ぬか，玄米，落花生，豚肉などに多く含まれる。

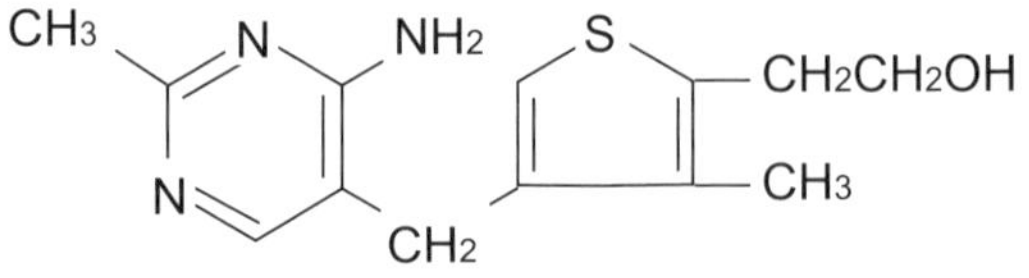

図 6-4　チアミンの構造

(2) リボフラビン（ビタミン B_2）

①分類・性質

リボフラビンは，生体内でFMN (flavine mononucleotide) やFAD (flavine adenine dinucleotide) の形で存在し，酸化還元酵素の補酵素として働く。

また，リボフラビンは酸素や酸性の条件で安定であるが，アルカリ性の条件下で加熱すると容易に分解する。

②欠乏

リボフラビンが欠乏すると，発育不良や口角炎などを起こす。

③含有食品

リボフラビンは，牛・豚のレバーや魚介類，卵類，脱脂粉乳，干しシイタケ，糸引き納豆など比較的広い範囲の食品中に含まれるが，いずれも含量は少ない。

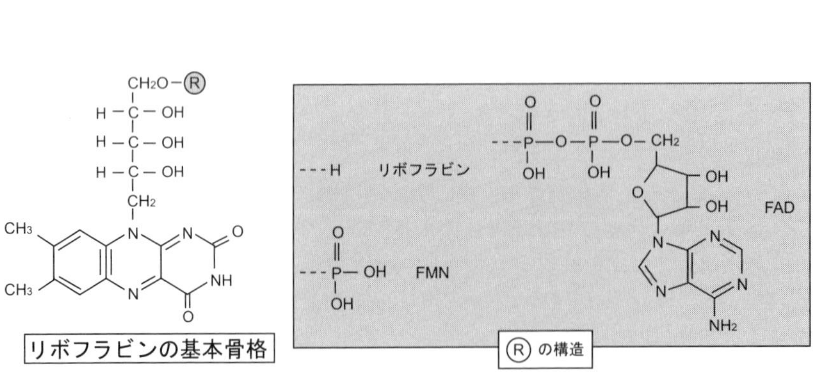

図 6-5　リボフラビンの構造

（3）ニコチン酸（ナイアシン）

①分類・性質

ニコチン酸は，生体内でNAD(nicotinamide adenine dinucleotide)やNADP (nicotinamide adenine dinucleotide phosphate) として存在し，様々な酸化還元酵素の補酵素として働いている。

ニコチン酸は酸化されにくく，熱，アルカリ，光にも強いビタミンである。また，このナイアシンは生体内でトリプトファンから合成されるもので，普通の食事をしていれば不足することはない。

②欠乏

ニコチン酸が欠乏するとペラグラや皮膚炎，下痢，口内炎，神経障害，精神異常を引き起こす。

③含有食品

なまり節や米ぬか，カツオ，干しシイタケ，落花生，レバーなど広い範囲の食品に含まれている。

＊食品中にはニコチン酸，ニコチン酸アミドの形で含まれている。

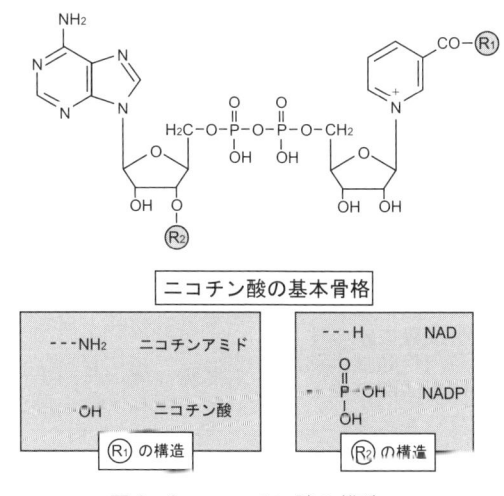

＊とうもろこし中のタンパク質（ゼイン）にはトリプトファンが少ない。とうもろこしを主食とする中南米では，ナイアシンの摂取不足およびトリプトファン由来のナイアシン量が少なく，ペラグラの発症率が高い。

図6-6　ニコチン酸の構造

（4）アスコルビン酸（ビタミンC）

①分類・性質

アスコルビン酸は酸化還元反応を受けやすいことから，抗酸化剤として広く利用されている。

アスコルビン酸は，水溶液となると極めて不安定で，熱，光などにより速やかに酸化される。

②欠乏

アスコルビン酸が欠乏すると，壊血病を引き起こし，疲労感や関節痛といった症状も起こる。

＊アスコルビン酸は，筋肉に含まれるミオグロビンの鉄イオンを2価に保つことから，畜肉製品の発色剤に利用されるほか，ビールの日光臭の発生防止，褐変反応の防止などの目的として添加されることが多い。

③含有食品

新鮮な野菜, 果実類のほか緑茶などにも多く含まれる。

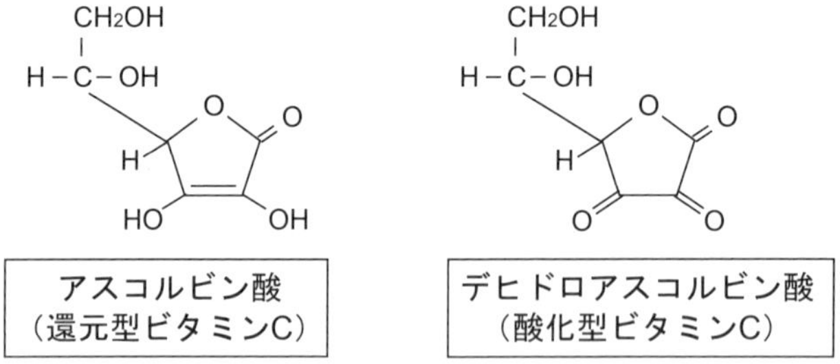

＊一部の野菜にはアスコルビン酸酸化酵素が含まれており, 摩砕した時などにこの酵素によりビタミンCが酸化分解されるので, 調理などの取り合わせに注意が必要である。

アスコルビン酸
（還元型ビタミンC）

デヒドロアスコルビン酸
（酸化型ビタミンC）

図 6-8　アスコルビン酸の構造

（5）その他の水溶性ビタミンの性質

表 6-2 に, その他の性質と含有食品を示す。

表 6-2　その他の水溶性ビタミン

名　称	作用	主要給源	欠乏症
ピリドキシン（ビタミンB_6）	トランスアミナーゼ, デカルボキシラーゼ等の補酵素として, アミノ酸代謝や神経伝達物質の生成等に関与する。	酵母, 肝臓, 魚, 卵, 牛乳, 粉乳, 豆類	皮膚炎, けいれん, 貧血, 動脈硬化, 脂肪肝
シアノコバラミン（ビタミンB_{12}）	アミノ酸, 奇数鎖脂肪酸, 核酸等の代謝に関与する酵素の補酵素として重要。	肝臓, 肉, 魚, チーズ, 粉乳, 卵, 貝類	葉酸不足と伴い, 巨赤芽球性貧血を引き起こす
パントテン酸	補酵素であるコエンザイムAおよびアシルキャリヤープロテインの構成成分であり, 糖および脂肪酸の代謝における酵素反応に広く関与する。	肉, 魚, 牛乳, 粉乳, 豆類	体重減少, 脱毛, 皮膚炎
葉酸	プリンヌクレオチドの生合成, ピリジンヌクレオチドの代謝関連酵素の補酵素として, また, アミノ酸及びタンパク質の代謝においてビタミンB_{12}とともにメチオニンの生成, セリン-グリシン転換系等にも関与する。	緑黄色野菜, 穀類, 豆類, 肝臓, 牛乳	巨赤芽球性貧血, 成長・妊娠障害
ビオチン	糖新生, 脂肪酸組成, アミノ酸代謝関連酵素の補酵素として機能する。	肝臓, ピーナッツ, ほうれん草	皮膚炎, 脱毛, 神経障害

ピリドキシン, シアノコバラミン, 葉酸, ビオチンは腸内細菌によって合成される。

第7章 無機質（ミネラル）

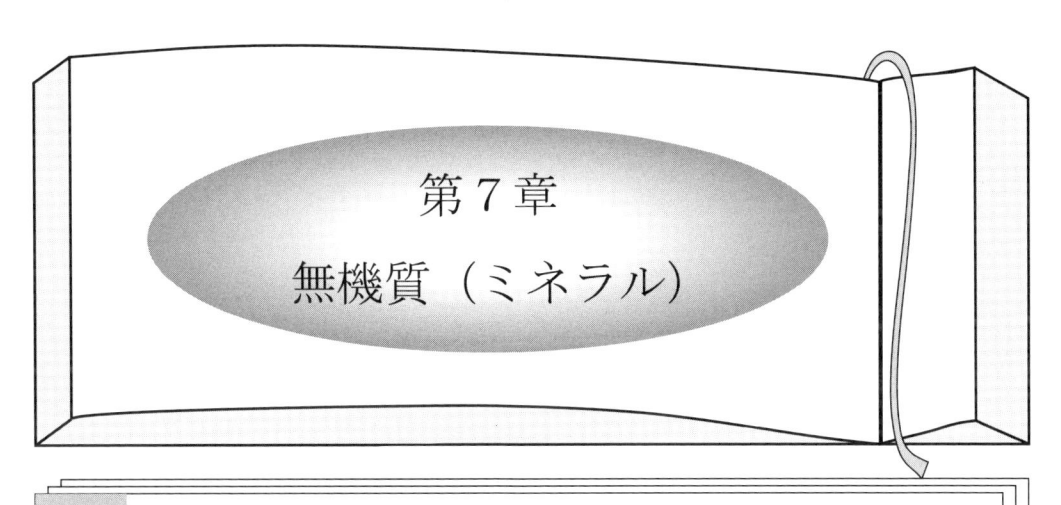

1 食品に比較的多く含まれる無機質

　無機質（ミネラル）は，「日本食品成分表」では灰分として示され，無機質の含量が個別に示されている。同五訂では四訂のナトリウム，カリウム，カルシウム，リン，鉄に加えてマグネシウム，銅，亜鉛の各含量が記載されている。食品中の無機質は，硫黄以外は主として無機塩として存在し，生体に摂取され，それぞれ特有の機能を果たしている。

(1) ナトリウム
①性質
　　ナトリウム（Na）は，浸透圧調節，酸・塩基平衡，水分量維持などの働きをもつ。ナトリウムの給源としては，塩化ナトリウム（食塩）による摂取が多い。
②欠乏
　　ナトリウムが欠乏すると，疲労感，食欲不振，頭痛などの症状が引き起こされる。しかし，日本人は過剰に摂取する傾向にあり，高血圧発症の要因となるため，注意が必要である。
③摂取目標量
　　一日当たりの摂取目標量は，18歳以上の男性の場合10g未満，女性の場合8g未満と設定されている。
④含有食品
　　ナトリウムは，比較的，動物性食品に多く，植物性食品には少ない。

(2) カリウム
①性質
　　カリウム（K）は，細胞内外の電位差の維持による神経興奮の維持や筋収縮，浸透圧の調節，酸・塩基平衡，酵素反応の活性化に働く。

---

*リン酸水素ナトリウム（Na_2HPO_4），炭酸ナトリウム（Na_2CO_3）などの形でも食品中に含まれるほか，保存料（安息香酸，ソルビン酸などのナトリウム塩），調味料（クエン酸ナトリウム，グルタミン酸ナトリウム）などの食品添加物からの摂取も多い。

*カリウムは血圧上昇を抑制する作用をもつことから，ナトリウムとの摂取バランスにも留意すべきである。

＊野菜の加熱などにより水溶液中に溶出する性質があるため有効な摂取方法が必要となる。

＊リンを含む食品添加物として，練り製品などの結着剤であるピロリン酸塩，ポリリン酸塩がある。

②欠乏

　カリウムが欠乏すると嘔吐や下痢の症状や，脱力感や食欲不振などが起こる。

③摂取目安量

　一日当たりの摂取目安量は，18歳以上の男性の場合2000mg，女性の場合1600mgと設定されている。

④含有食品

　カリウムは，ナトリウムと反対に動物性食品よりも植物性食品に比較的多く含まれている。

表7-1　食品中のナトリウム（mg）

（可食部100g中）

動物性食品	うに（粒うに）	3300
	鶏卵（卵白・生）	180
	まあじ（生）	120
	まいわし（生）	120
	ほたてがい（生）	120
植物性食品	たかな（たかな漬け）	2300
	かぶ（葉・ゆで）	43
	ごぼう（根・生）	18
	ほうれん草（葉・ゆで）	10
	じゃがいも（塊根・生）	1

（五訂日本食品成分表より）

表7-2　食品中のカリウム（mg）

（可食部100g中）

動物性食品	さくらえび（素干し）	1200
	ぶた（大型種・かた・脂身つき・生）	320
	さんま（生）	200
	にわとり（むね，皮つき・成鶏・生）	190
	ヨーグルト（全脂無糖）	170
	あさり（生）	140
植物性食品	あんず（乾）	1300
	モロヘイヤ（茎葉・生）	530
	こまつな（葉・生）	500
	さつまいも（塊根・蒸し）	490
	だいこん（葉・生）	400
	マンゴー（生）	170

（五訂日本食品成分表より）

(3) リン

①性質

　リン（P）は，その多くがカルシウムと結合して骨や歯を形成するのに役立っている。

②欠乏・過剰

　広範囲の食品に含まれているため，欠乏症になる心配は少ない。むしろ，様々な加工食品に食品添加物として用いられている各種リン酸塩からの過剰摂取が問題である。リンの過剰摂取は腎機能低下などを引き起こす。

③摂取目安量

　一日当たりの摂取目安量は，18歳以上の男性の場合1050mg，女性の場合900mgと設定され，男女共に3500mgを上限量とされている。

④含有食品

　穀類，糖類，肉類，卵，牛乳，など多くの食品に含まれている。

2 中程度含まれる無機質

(1) カルシウム

①性質

カルシウム (Ca) は，骨や歯の形成に働く。人体に含まれるカルシウムの99%は骨と歯に存在しており，残りがイオンの形で筋肉や血しょう中に存在している。

②欠乏

血液凝固や筋収縮，神経興奮，免疫機能の維持といった役割を持つカルシウムが欠乏すると，減少した血中カルシウムイオンを補うために骨からカルシウムを吸収し，結果的に骨量低下に繋がる。

③摂取目標量

一日当たりの摂取目標量は，18歳以上の男女共に600mg前後であるが，成長期である12～14歳の男性の場合は900mgが設定されており，年齢によって摂取目標量に差がある。

④含有食品

乳・乳製品や小魚類，大豆，海藻類に多く含まれる。

(2) マグネシウム

①性質

マグネシウム (Mg) は，生体内の酵素反応を活性化させる働きをもつ。人体におけるマグネシウムのうち，約60%はリン酸塩や炭酸塩として骨に含まれ，残りは筋肉や臓器，赤血球に存在している。

②欠乏

マグネシウムは通常の食生活では不足することはないが，欠乏した場合，糖尿疾患者において低マグネシウム血症となる場合がある。

③摂取推奨量

一日当たりの摂取推奨量は，年代によるが18～69歳の男性の場合340～370mg，女性の場合270～290mgと設定されている。

④含有食品

マグネシウムは海藻類や穀類，豆類，肉類，野菜類など広範囲の食品に含まれている。

(3) 鉄

①性質

鉄 (Fe) は，ヘム鉄はおもに赤血球のヘモグロビンと筋肉の色素であるミオグロビンの構成成分となり，酸素の運搬や酸素の細胞内保持としての機能を果たしている。

7-2

＊18～29歳の男性の場合は650mgが所要量となる。

表7-3　食品中のカルシウム（mg）
（可食部100g中）

動物性食品	ナチュラルチーズ（エメンタール）	1200
	プロセスチーズ	830
	丸干しうるめいわし	570
	わかさぎ（生）	450
	牛（もも，脂身つき・和牛・生）	4
	豚（もも，脂身つき・中型種・生）	4
植物性食品	焼きのり	280
	かぶ（葉・生）	250
	よもぎ（葉・生）	180
	温州みかん（生果，じょうのう・普通）	21
	なす（果実・生）	18
	グレープフルーツ（生果・砂じょう）	15

（五訂日本食品成分表より）

表7-4　食品中のマグネシウム（mg）
（可食部100g中）

動物性食品	はまぐり（水煮）	69
	するめいか（生）	54
	あまえび（生）	42
	すけとうだら（生）	32
	べにざけ（生）	31
	ハム（ロース）	19
植物性食品	ごま（乾）	370
	わらび（干しわらび・乾）	330
	しそ（葉・生）	70
	ほうれん草（葉・生）	69
	ごぼう（根・生）	54
	オクラ（果実・ゆで）	51

（五訂日本食品成分表より）

＊鉄は約70％がヘム鉄として，約30％が非ヘム鉄として人体に存在している。非ヘム鉄はフェリチンやヘモシデリンとして，貯蔵鉄として存在する。

②欠乏

　鉄が欠乏すると，赤血球生成の減少により貧血となる。特に女性や妊婦に鉄欠乏性貧血が多い。

③摂取推奨量

　一日当たりの摂取推奨量は，年代によるが男性の場合10～17歳で10～11.5mg，18歳を超えると7.5mgと設定されている。また，女性の場合は月経の有無によって摂取基準値が異なる。

④含有食品

　鉄を多く含む食品として，レバーや貝類，魚の赤身，ひじき，卵類などがある。

3　無機質の食品への作用

7-3

　食品中の無機質の含量は，多くても数％であるが，食品の色や組織など品質に大きな影響を与える。また，塩化ナトリウム（食塩），かん水，重曹のように，食品の製造に不可欠なものがある。食塩の食品加工・調理における作用を表7-5にまとめた。

(1) 塩味

①塩味の質

　ナトリウムイオン（Na^+），カリウムイオン（K^+）などの陽イオンが影響する。

②塩味の強さ

　$Cl^- > Br^- > I^- > SO_3^{2-}$の順で塩味が強い。

表7-5　食品の食品加工・調理へのはたらき

作　用	原　理	加工・調理例
保存・防腐作用	食品の水分活性を低下させ，浸透圧によって原形質を分離させることで微生物が生育しにくくなる。	食品全般
発酵の調整	有害な菌の増殖を抑えて，酵母などの有用な微生物の増殖を適度に調整する。	みそ，しょうゆ，チーズなどの発酵食品
脱　水	浸透圧の差によって細胞内の水分をうばう。細胞膜の半透性が失われ調味成分が内部に浸透する。	漬物
タンパク質の加熱・凝固促進	タンパク質の熱凝固温度が低くなることから，肉や魚の表面に塩をふって調理することで，表面がすばやく凝固し，旨味成分の流出を抑える。	肉や魚の塩焼き，ゆで卵
タンパク質の溶解	畜肉や魚肉の筋肉に含まれるアクトミオシンを可溶化し，加熱によるゲル化を促進する。	畜肉，練り製品
グルテン形成の促進	グルテン形成を促進するとともに，プロテアーゼの作用を阻害し，生地に適度な弾力をもたせる。	パン，めん
酸化酵素の阻害	果物中のポリフェノールオキシダーゼの作用を抑制し，褐変を防止する。	果物の褐変防止
クロロフィルの退色防止	クロロフィルのマグネシウムがナトリウムと置換することでクロロフィルが安定化する。	青菜の塩ゆでなど
味の対比現象	砂糖に少量の食塩を添加することで，砂糖の甘味が増加する。	おしるこやスイカなどの甘味増加
味の相殺現象	酢に少量の食塩を添加することで，酢の酸味を抑制する。	酢の物や酢飯の酸味抑制

（2）食品の色

　クロロフィルにはマグネシウム，肉色素のミオグロビンには鉄が含まれ，両者共発色に重要な働きをしている。マグネシウムが脱離するとクロロフィルは褐色化し，鉄が酸化されることによってミオグロビンは暗赤色となる。その他に，アントシアニンやフラボノイドの色調に影響を与える。

①アントシアニン色素

　なすの糠漬に鉄釘を入れることでなすの退色を抑制できる。これは鉄イオンとのキレート形成のため，鉄イオンにより影響されるためである。

＊同様の目的で漬物や栗きんとんにミョウバン（Al^{3+}）が用いられる。

②フラボノイド色素

　中華めんの製造に用いられるかん水小麦粉中のフラボノイド色素を黄色に発色させる。

（3）硬化・高分子ゲル化

　肉や野菜類をカルシウムやマグネシウムが多い硬水で調理すると硬くなる。これは両者の作用によってよってタンパク質が凝固しやすくなったり，植物の細胞壁成分であるペクチンの結合が強くなるためである。

　また，これらの作用を積極的に利用してゲル状食品が作られる。

①豆乳（大豆タンパク質）に，にがり（塩化マグネシウム，Mg^{2+}）や硫酸カルシウム（Ca^{2+}）を加えると網状構造をもったゲルを生じ，豆腐ができる。
②牛乳で固めるゼリーは，低メトキシルペクチンにカルシウムを加えゲル化した食品である。
③紅藻類の多糖類カラギーナンのゲルもカルシウムイオンでゲル強度が増大する。

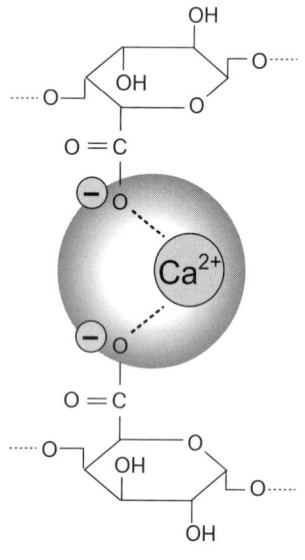

図7-1　低メトキシルペクチンのゲル化

4 からだに有害な無機質

7-4

　無機質の中には，生体に有害な種類もある。これらを過剰に摂取した場合，生体に悪影響を及ぼす可能性もある（表7-6）。これらが食品中に混入する可能性は低いものの，その有害性についてはしておくべきであると思われる。

表7-6　生体に有害な元素

原因物質	症状	原因物質	症状
カドミウム（Cd）	イタイイタイ病の原因物質	セレン（Se）	悪心，めまいなど
鉛（Pd）	腹痛，嘔吐など	ホウ素（B）	嘔吐，下痢など
水銀（Hg）	水俣病の原因物質	アルミニウム（Al）	アルツハイマー病の原因となる疑いがある
ヒ素（As）	嘔吐，下痢など		

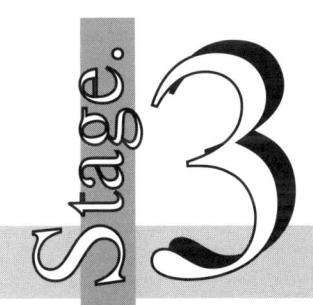

Stage.3
食品材料の成分とその特徴を理解する

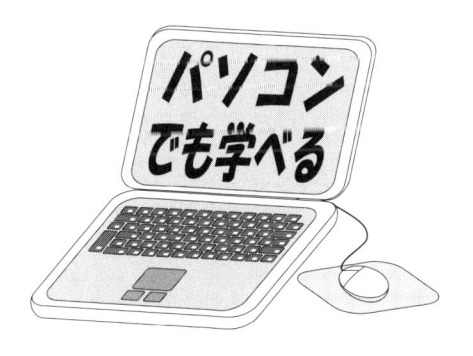

第8章 植物性食品

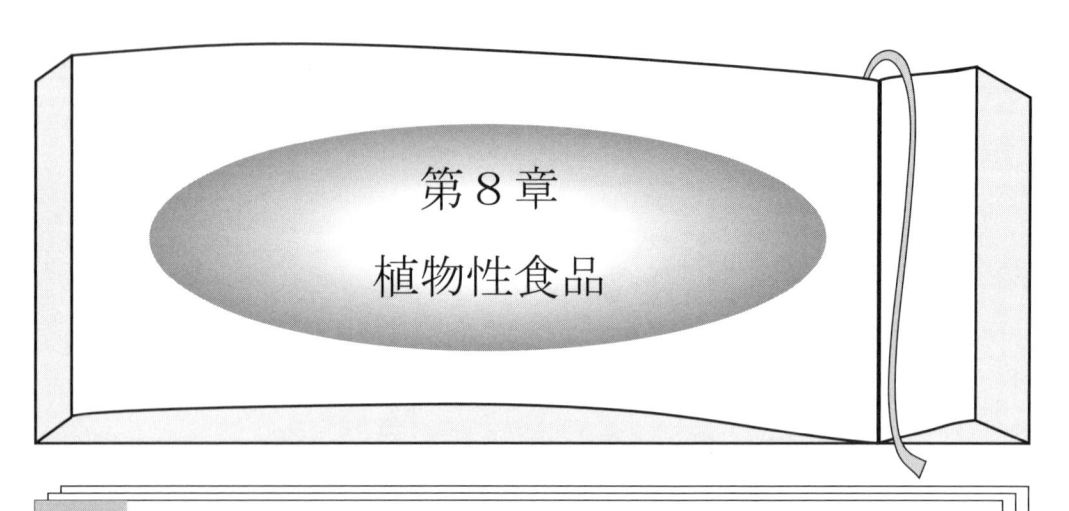

1 穀類

穀類とは，米や小麦，大麦，アワ，ヒエなどのイネ科植物の種子と例外としてタデ科のソバを含めた食品の分類である。

(1) 米

イネの種子からモミ殻を除いて玄米とし，精白工程を経て精白米となる。米は特に日本人にとっては主食であり，重要なエネルギー源となる食品である。

①分類・種類

主に日本型とインド型に分類される。日本型の場合，日本，台湾，中国，イタリアなどで主に栽培され，その形状は丸く，粘り気が強い特徴をもつ。対してインド型はタイ，ベトナム，ミャンマーなどで主に栽培され，比較的細長い形状を有し，粘り気が少ない（図8-1）。また，米にはうるち米ともち米があり，前者アミロースを約20%含有するのに対し，後者はほとんどがアミロペクチンから成るという特徴をもつ。

②成分

主に炭水化物から構成され，そのほとんどがデンプンである。デンプンを構成するアミロースとアミロペクチンの含有比率が，味や食感に大きく関与する。

③利用法

米飯，清酒，味噌，和菓子の原料，ビーフンなど。

(2) 小麦

小麦は人類最初の作物といわれ，現在世界で最も多く栽培されている

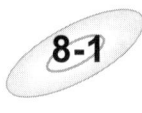

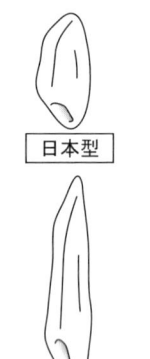

図8-1 米の形状

＊脂質の含量は少ないが，古米臭の原因となる成分である。

穀物である。
①種類・分類

　種を秋に蒔き翌年初夏に収穫する冬小麦，春に種を蒔き秋に収穫する春小麦があるが，前者が多く生産されている。また，性状によっても分類される。

②成分

　タンパク質の約80％はグリアジンとグルテニンで占められる。また，タンパク質含量によって適性が異なる。

③利用法

　パン（強力粉），めん類（中力粉），菓子類（薄力粉），天ぷら（薄力粉）など。

　このほか，大麦，トウモロコシ，ソバ，ライ麦，アワ，ヒエ，キビ，アマランサスなどが穀類に分類される。

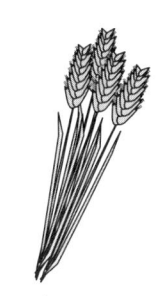

＊小麦にはビタミンB群とE群が含まれる。学校給食用の小麦粉はビタミンを強化して製造されている。

2　いも類

（1）ジャガイモ

　ナス科に属するイモ類で，冷涼な気候で，排水性の良い土地に適する。北欧では，主食となっている。

①分類・種類

　加工特性が異なる数多くの品種が開発されている。デンプン含量が高く，蒸すと食味が良い男爵イモおよび粘質で煮崩れが少ないメークイーンが代表的である。他にも農林1号，紅丸などがある。

②成分

　炭水化物が主成分で17～18％含まれ，ほとんどがデンプンとして存在する。単糖類，二糖類は，少なく，味が淡白で穀類と比較し，チアミン，アスコルビン酸含量が高い。また，芽や皮の緑色部に中枢神経毒性を有する配糖体のソラニンが含まれている。

③利用法

　主に加工食品用，デンプン用および青果用に利用される。

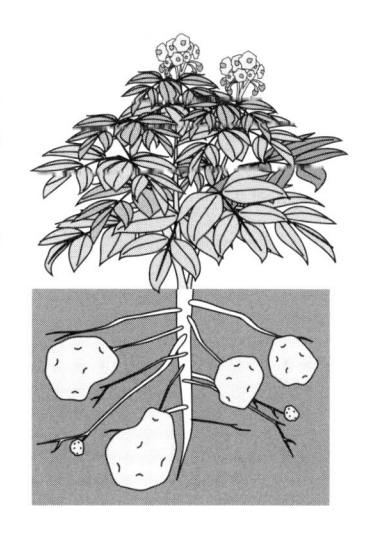

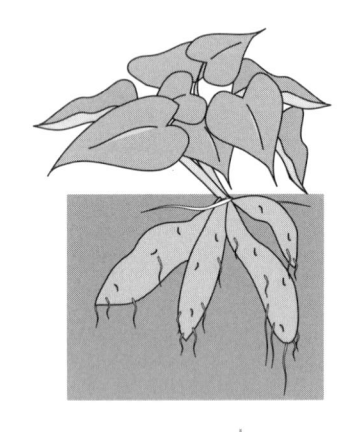

（2）サツマイモ

ヒルガオ科に属するイモ類で、高温で排水性良い土地に適するが、耐寒性はあまりない。救荒作物としても利用される。

①分類・種類

食用、食品加工用、デンプン・アルコール・飼料用に大別される。食用品種としてはベニアズマやベニコマチなどが知られている。

②成分

主成分として炭水化物が31.5%含まれ、ほとんどがデンプンとして存在するがスクロース、フルクトース、グルコースなどの糖類も含まれる。ビタミンB_1、Cが多く加熱処理を行っても、ジャガイモより損失が少ない。また食物繊維がイモ類の中でもっとも多く含まれる。

③利用法

約4割が青果用、その他にデンプン原料、加工食品、アルコール原料、飼料用として利用される。

このほか、サトイモ、ヤマノイモ、コンニャク、キャッサバなどがいも類に分類される。

3 豆 類

（1）ダイズ

*約2000年前に中国から日本へ伝えられた。

①分類・種類

形態的特性(種皮色、種子形、鞘形など)で約300種以上に分類される。また収穫時期によって夏ダイズ(4～5月播種、7～8月収穫)、秋ダイズ(6～7月播種、11～12月収穫)およびその中間型に分類される。

②成分

タンパク質が約35%含まれる。大部分が貯蔵タンパク質で主としてグロブリンで構成されており、約70%がグリシニンとβ-コングリシニンである。アミノ酸価は100でリシン含量が高く、穀類とともに摂取することで補足効果が期待できる。含流アミノ酸が制限アミノ酸である。脂質は、乾性油であり、大部分がリノール酸(50%)とオレイン酸(25%)からなる中性脂質である。他に1%のレシチン(リン脂質)を含む。

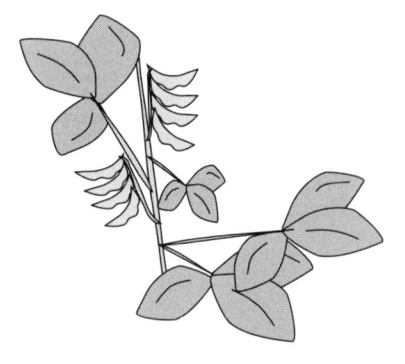

③利用法

　約80％が油脂用で，その他に食用（味噌，醤油，納豆，豆腐，枝豆用など）に利用される。またダイズレシチンは、食品の乳化剤として利用される。

(2) アズキ

①分類・種類

　小・中粒のエリモショウズ，大粒のアカネダイナゴンなど形状の異なる品種が多く存在する。色によっても赤あずきや白あずきがあり，用途によって使い分けられている。

②成分

　数種のサポニンが含まれており，その合計は約0.3％である。サポニンは腸刺激作用をもつことから，便通効果が期待できる。

③利用法

　菓子，甘納豆など。

＊大豆中の炭水化物はデンプンがほとんど含まれず，大部分がスクロース，スタキオースなどのオリゴ糖および食物繊維である。

＊アズキの原産地は中国である。日本へは、約2000年前に伝えられたとされ，古来より祭り，祝い事，無病息災を祈願する行事に利用される。

4　種実類

(1) クリ

①分類・種類

　日本栗，中国栗，西洋栗に分類され，中国栗は小粒である。日本栗の栽培種には100種以上の品種がある。

②成分

　水分を約60％含み，主成分は炭水化物（約37％）である。炭水化物の内，約00％がデンプンによって構成されている。また，スクロース，フルクトース，グルコースを含むため甘味を持つ。黄色色素であるカロテノイド系色素（特にルテインを多く含む）を含むため，果肉は黄色を呈する。

③利用法

　日本栗，中国栗，西洋栗の種類によって，以下のように用途が異なる。

ⅰ）日本栗：煮物，きんとん，和菓子に利用

ⅱ）中国栗：焼栗（甘栗，天津甘栗）に利用

ⅲ）西洋栗：洋菓子に利用

8-4

＊ジャガイモとほぼ同程度のビタミンCを含む。クリのアスコルビン酸はデンプン質に包含されているため加熱による損失が少ない。

(2) クルミ

①分類・種類

　自然に自生しているものと栽培種に大別される。前者は小粒で殻が厚く割れにくく、オニグルミやヒメグルミが知られている。後者は大粒で殻が薄く割れやすいペルシヤグルミが知られる。

②成分

　水分は約3%と少なく、主成分は約69%含まれる脂質でリノール酸やα－リノレン酸が主な構成脂肪酸である。タンパク質は約14%含まれるがアミノ酸価は42と低く、リシンが制限アミノ酸である。

③利用法

　実として高級和菓子・洋菓子、パンに利用され、またクルミ油として食用油、香油、化粧用などに利用される。

5　野菜類

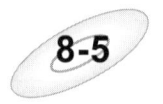

野菜類は食用とする部位によって葉菜類、茎菜類、根菜類、果菜類、花菜類に分類される（図8-2）。

(1) キャベツ：葉菜類

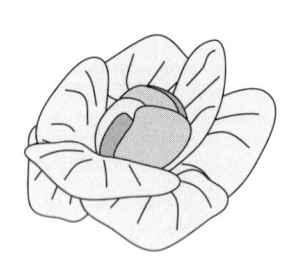

①分類・種類

　わが国では栽培時期から春系、秋夏系、冬系に分類される。また通常のキャベツのほかに葉が赤いレッドキャベツや、1芽球8〜15gと小さい芽キャベツ、キャベツの中で最も原始的なタイプであるケールなどの品種がある。

②成分

　葉中に水分が90%以上含まれ、タンパク質や脂質含量は少ない。特有の成分として、抗潰瘍因子といわれるビタミンU（キャベジン）が含まれる。

③利用法

　サラダ、漬物（浅漬け、サワークラウト）、炒め物、煮物などに利用される。

＊キャベツの風味はイソチオシアネート類によるものであり、これらは強力ながん抑制物質である。

(2) アスパラガス：茎菜類

①分類・種類

　アスパラガスには、緑色の若芽を食用とするもの（グリーンアスパラガス）と土をかけ軟白させたもの（ホワイトアスパラガス）に分類される。

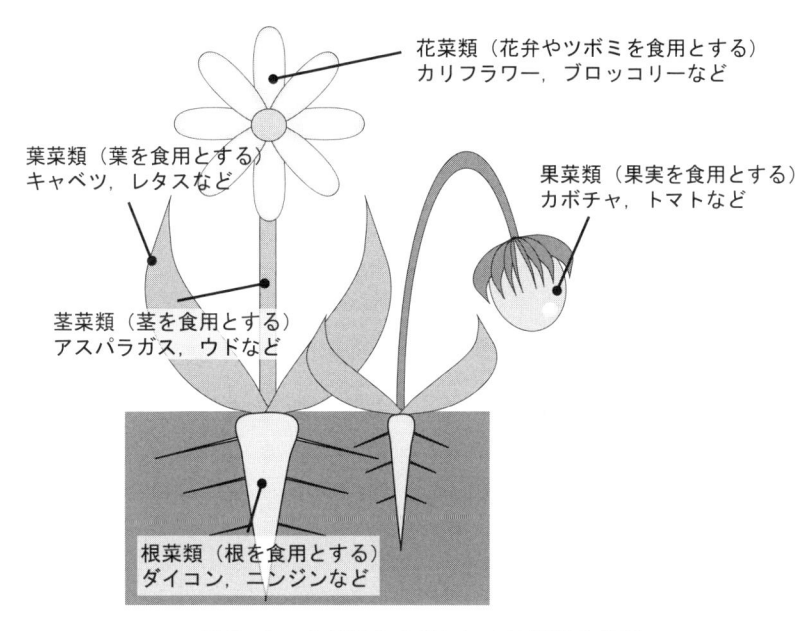

図8-2　食用部位の違いによる野菜の分類

② 成分

アスパラガスの若芽の部分には，集中的にアミノ酸の一種であるアスパラギンが含まれている。トコフェロールやフラボノイド化合物の1つであるルチンを比較的多く含む。また，カロテン含量はグリーンアスパラガスが380 μg/100gであるのに対し，ホワイトアスパラガスは7 μg/100gと少ない。

③ 利用法

サラダ，炒め物，和え物，水煮缶詰，冷凍品などに利用される。

(3) ダイコン：根菜類

① 分類・種類

数多くの品種があり，代表的なものは青首総太型である。その他にも日本全国各地で伝統的な品種(桜島ダイコン，守口ダイコン，聖護院ダイコン，ハツカダイコンなど)が栽培されている。

② 成分

特有の成分としてダイコン特有のにおいと辛味を与えるイソチオシアネート類を含み，その中でも，4-メチルチオ-3-ブテニルイソチオシアネート(MTBI)が主成分で発ガン物質抑制作用がある。

③ 利用法

生食，煮物，漬物，切干ダイコンなどに利用される。

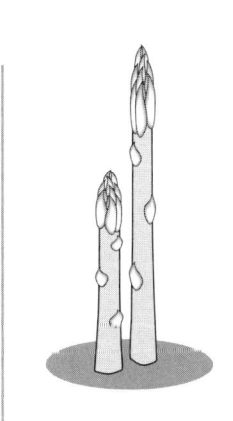

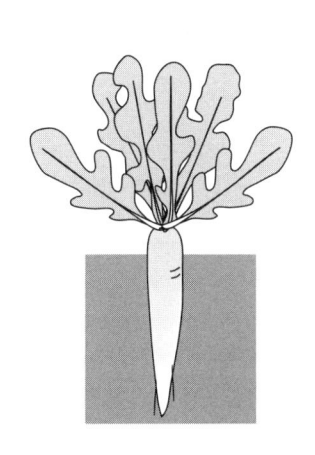

（4） カボチャ：果菜類

①分類・種類

　　栽培品種としてニホンカボチャ，セイヨウカボチャ，ペポカボチャの3つに大別される。現在は，品種改良が進みセイヨウカボチャが全国に普及している。ニホンカボチャは粘質で煮崩れしにくく，セイヨウカボチャの中でもほくほくして甘いものをクリカボチャ，甘味の薄いものをペポカボチャとよぶ。

②成分

　　カボチャは，カロテンを豊富に含むことが特徴であるが品種によってその含有量が異なる。カロテン，アスコルビン酸の含有量ともにセイヨウカボチャの方が高い。また，カボチャには抗酸化作用を示すトコフェロールが多く含まれ，茹でてもその損失が少ない。

③利用法

　　煮物，洋菓子，スープなど，また種子も食用として利用されている。

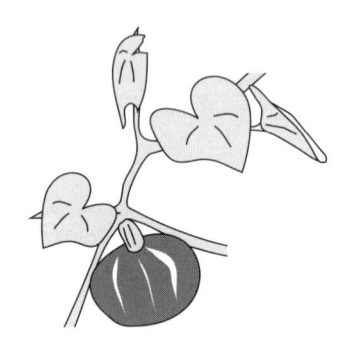

＊βカロテン含有量は，ニホンカボチャが730 μg/100gであるのに対し，セイヨウカボチャは4000 μg/100g含まれる。

（5） カリフラワー，ブロッコリー：花菜類

①分類・種類

　　カリフラワーとブロッコリーの相違は明確ではなく，一般的につぼみが白色で一塊のものをカリフラワー，つぼみが緑色で分化しているものがブロッコリーとよぶ。

②成分

　　カリフラワーおよびブロッコリーは共にアスコルビン酸含有量が高く，また辛味成分イソチオシアナートを含む。カリフラワーはビタミンB群，食物繊維も比較的多く含むのに対し，ブロッコリーはカロテンや鉄分を多く含む。

③利用法

　　共にサラダ，炒め物，シチューなどに利用される。

6　果実類

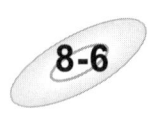

　　果実類は，デザート食品として扱われ，生鮮な状態で生食または，調理加工される樹木および草本植物に結実する実の総称で，仁果類，準仁果類，漿果類，核果類，熱帯果実類の5つに分類され，それぞれ食用とする部位が異なる食品の分類である。

（1）リンゴ：仁果類

①分類・種類

　日本ではつがる，ジョナゴールド，ふじ，紅玉など数品種が生産され，果実の外観や色に差異がある。

②成分

　品種によって多少異なるが，水分は約85%，炭水化物は約15%含まれ，炭水化物の大部分はフルクトース47%，グルコース30%，スクロース20%などの糖分である。また，リンゴ酸やクエン酸などの有機酸が0.2〜0.8%，ペクチンが1.0〜1.5%含まれる。

③利用法

　生食、果実飲料，ジャム，リンゴ酢などの加工食品に利用される。

＊リンゴ特有の香気は、エチル-2-メチルブチレート，ヘキサナールによるものである。

（2）カキ：準仁果類

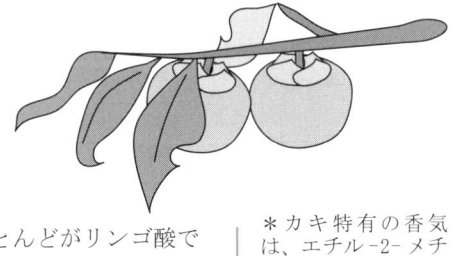

①分類・種類

　非常に多くの品種が存在するが，利用法により甘ガキと渋ガキに大別される。

②成分

　水分が約83%含まれ，14〜15%含まれる糖分の各割合はスクロース8.5%，グルコース4.0%，フルクトース2.3%である。また有機酸のほとんどがリンゴ酸である。

③利用法

　生食，干し柿，カキ酢などに利用される。

＊カキ特有の香気は、エチル-2-メチルブチレート，ヘキサナールによるものである。

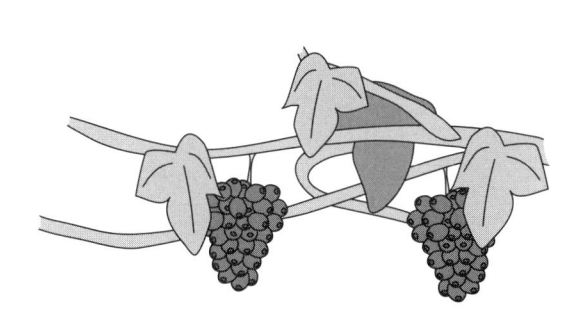

（3）ブドウ：漿果類

①分類・種類

　アジア原産のヨーロッパブドウと北米原産のアメリカブドウに大別される。日本では、巨峰，デラウェア，マスカットなどが栽培されている。また，ジベレリン処理により種無しブドウが栽培されている。

②成分

　水分は約83%，糖分は12〜17%であり，糖分は主にグルコース，フルクトースからなる。また有機酸は，品種によって異なるが0.6〜1.2%含まれ，主に酒石酸，リンゴ酸から構成される。果皮の赤紫色〜紫色は，アントシアニンによるものである。

③利用法

　生食用，ワイン，果実飲料，干しブドウなどに利用される。

（4）モモ：核果類

①分類・種類

　　果肉の色により白色系，黄色系に分類される。一般に白色系は生食用，黄色系は加工用である。また果皮に毛のないネクタリンという品種も栽培されている。

②成分

　　水分は約88%含まれ，糖分はおよそ8%であり，スクロース6～7%，フルクトース1%，グルコース1%，ソルビトールが約0.3%である。有機酸は，主にクエン酸とリンゴ酸である。

③利用法

　　生食用もしくは，缶詰，ジャムなどの加工用に利用される。

＊モモ特有の甘い芳香は，ラクトン類によるものである。

（5）バナナ：熱帯果実類

①分類・種類

　　生食用バナナと調理用バナナに大別される。樹上で熟させるか，未熟果を追熟すると生食用ではデンプンが糖化するが，調理用では糖化しない。

②成分

　　未熟果では，20～30%のデンプンが含まれるのに対し，完熟果では，デンプンが糖化されるため1～2%まで減少する。完熟果中の糖分は約20%で，スクロース約13%，グルコース約4%，フルクトース約3%からなる。またポリフェノール化合物が多く含まれ，未熟果の渋みの要因となるが完熟すると不溶性となるため渋みがなくなる。

③利用法

　　生食用，乾燥品，果実酒など幅広く利用されている。

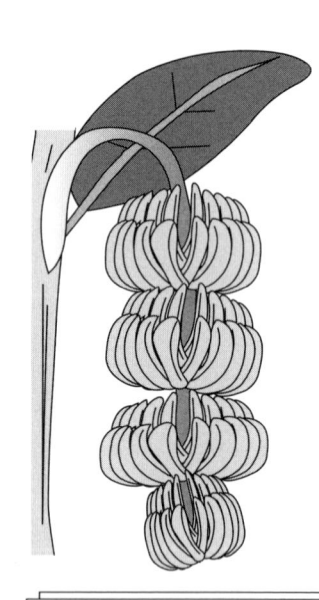

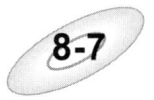

7　きのこ類

　　キノコ類は，糸状菌類に属する担子菌や子嚢菌が作る大きな子実体（胞子を作る生殖器官）を食用とする食品の分類である。

（1）シイタケ

①分類・種類

　　春と秋にブナ，クヌギ，ナラ等の広葉樹の枯れ木に生育するが，現在は，ほだ木により一年中栽培される。収穫時期により，2種類に分

類される。冬〜秋に栽培されたものをドンコ(傘が開く前の肉厚のもの)，春〜秋にかけて栽培されるものをコウシン(傘が開いたもの)と呼ぶ。
②成分

炭水化物が4.9%であり，そのうちの約80%が食物繊維である。また，プロビタミンD_2であるエルゴステロールが多く含まれ，抗腫瘍効果があるレンチナンが含まれる。干しシイタケでは，特有の香気成分としてレンチオニンが含まれ，旨味成分として5'-グアニル酸が含まれる。

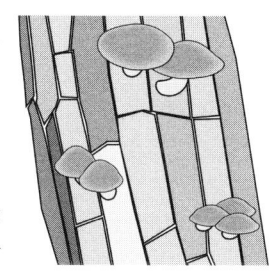

③利用法

生シイタケは，焼き物，炒め物，天ぷらなど，干ししいたけは，スープ，煮物などに利用される。

(2) マツタケ

①分類・種類

主に日本，中国，朝鮮半島に分布する。

②成分

特有の香気成分として桂皮酸メチルとマツタケオールが含まれ抗腫瘍成分としてレクチンが含まれる。

③利用法

土瓶蒸し，吸い物，焼き物など日本料理に利用される。

8 藻 類

海藻類は，水中(海水もしくは，淡水中)で光合成を行うを葉，茎，根の区別がない隠花植物を食用とする食品の分類である。含まれる色素により藍藻類，緑藻類，褐藻類，紅藻類に分類される。

(1) スイゼンジノリ：藍藻類

①分類・種類

熊本県水前寺池で発見され，現在福岡県甘木市で栽培されている貴重なノリである。春〜秋にかけて収穫され，おもに2〜30cmの寒天上の塊を板状にして乾燥させる。

②成分

乾物ではタンパク質が約29%，炭水化物が約50%含まれる。ほかの藻類に比べ，鉄232mg，カルシウム1036mg，マグネシウム345mgなど無機質に富んでいる。

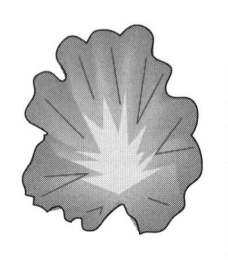

＊特有の香気は，ジメチルスルフィド(DMS)による。

③利用法

乾燥品は，水に戻して利用される。酢の物，さしみのつまなどに利用される。

(2) アオノリ：緑藻類

①分類・種類

約15種類の品種が知られ，どの種も食用となる。なかでもスジアオノリは，品質がよく高級品とされる。

②成分

乾物でタンパク質が16.6〜22.1%，炭水化物39.1〜47.5%，無機質が12.4〜18.9%含まれる。ナトリウム，カリウム含量が高い。

③利用法

ふりかけ，薬味，佃煮などに利用される。

(3) コンブ：褐藻類

①分類・種類

外観上，根，茎，葉に区別されるが組織的には同一である。葉状部分は，2〜6cmで長いものは，20mに達する。多年生であり2年ものを夏季に収穫する。

②成分

乾物で炭水化物が約50%，無機質が25%である。炭水化物は，アルギン酸，フコライジン，マンニトールなどからなる。無機質は，ヨウ素，ナトリウム，カリウムなどからなる。また，旨味成分であるL-グルタミン酸，アスパラギン酸，タウリンを含む。

③利用法

だしの材料，煮物，削りコンブ，塩コンブなど広く利用される。

(4) アマノリ：紅藻類

①分類・種類

通常，笹の葉状で長さ約5〜15cm，幅5〜10cm紫紅色もしくは，紫緑色のものがある。約20種類の種が知られる。

②成分

焼き海苔の場合，水分が約2%，炭水化物が約44%，タンパク質が約41%，無機質が約4%含まれる。炭水化物のうち36%が食物繊維である。またカロテンやビタミン類(C，B群，E)も含まれ，旨味成分であるL-グルタミン酸，5'-グアニル酸，5'-イノシン酸などを含み，食用海藻類の中でもっとも栄養価が高い。

③利用法

焼き海苔，味付け海苔等に利用される。

第9章 動物性食品

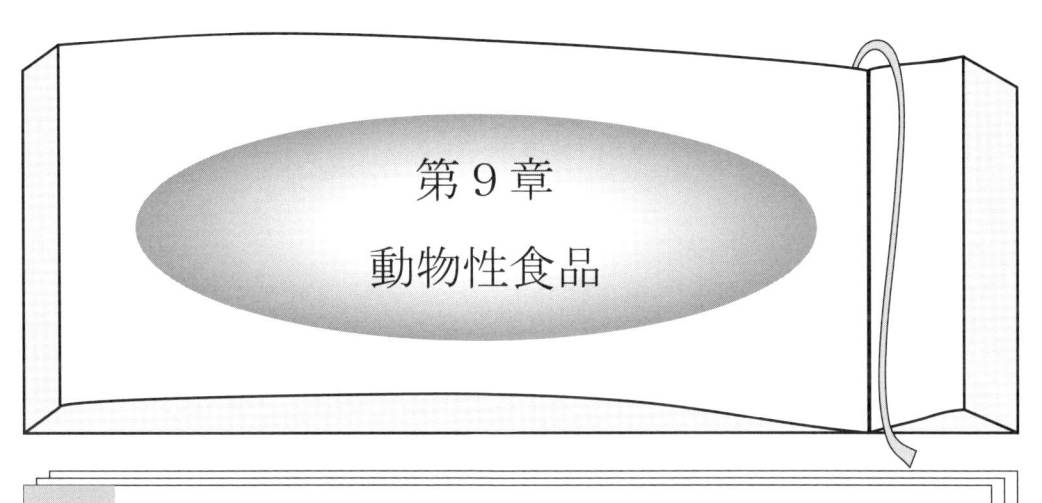

1 食肉類

　食肉類は，家畜（牛，豚，羊，馬など），家禽類（鶏，アヒル，うずらなど），家兎類および鯨肉などの骨格筋を食用に適するように加工処理（と畜，熟成，枝肉加工など）分類して述べる。

(1) 牛肉

①分類・種類

　食肉専用の品種として，黒毛和種，褐毛和種，日本短角種，無角和種，ヘレフォード，アンガスなどがある（図9-1）。輸入牛肉は，凍結輸送されるフローズンビーフや真空包装後，-2〜0℃で保持されるチルドビーフに分類される。また，生後10ヶ月未満の幼齢牛の肉を仔牛肉，6ヶ月未満をヴィール，6ヶ月以上9ヶ月未満のものをカーフとよぶ。

②成分

　牛肉の成分は，その成長過程により脂質，タンパク質および水分などの組成比が変動する。一般に，幼牛は脂肪が少なくタンパク質が多

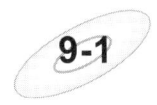

*動物性食品は，タンパク質，油脂のビタミン類を多く含み，非常に高い栄養価をもつ。近年の若年層の体位の向上の第1の要因として，動物性食品の供給増加にあると考えられる。

*乳様種であるホルスタインを肥育して肉用とすることもある。

| 褐毛和種 | 日本短角種 | 無角和種 | ヘレフォード |

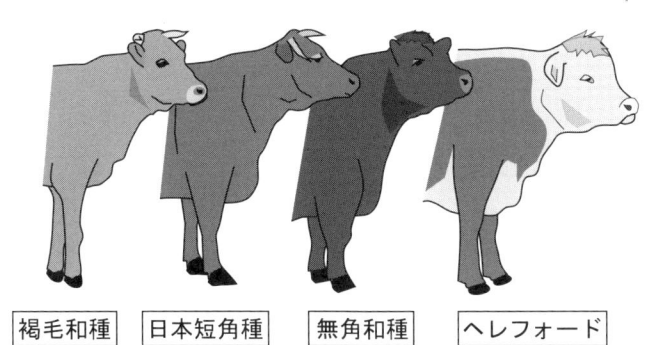

図9-1　牛の分類

*牛肉に多く含まれるミネラルとして亜鉛も挙げられる。

いが，成長に伴い脂肪が増加し，タンパク質，水分が減少する傾向にある。また，部位（かた，かたロース，リブロース，サーロイン，ヒレ，ばら，もも，そともも，ランプ）によっても成分組成が異なる（図9-2）。牛肉に含まれる鉄は，ヘム鉄の形で含まれるため，植物性食品に含まれる非ヘム鉄に比べ，吸収率が良い。

③利用法

カレー，シチューなどの煮込み料理（かた，かたロース）やステーキ，すき焼き，ロースト（かたロース，サーロイン，リブロース）などに利用される。舌（たん），心臓（はつ），肝臓（レバー），第一胃（みの），第三胃（せんまい）など内臓類も利用される。

（2）豚肉

①分類・種類

用途によって，中ヨークシャー，バークシャー（ミートタイプ：生肉用）とランドレース，大ヨークシャー（ベーコンタイプ：加工用）およびチェスターホワイト，デュロック（ラードタイプ：脂肪型）とに大別される。

②成分

豚肉はどの部位においても比較的脂質が少なく，チアミン，リボフラビン，ナイアシンおよびトコフェロールを豊富に含む。品種や部位（かた，かたロース，ロース，ヒレ，バラ，もも，そともも）によって成分組成や肉質が異なる（図9-2）。

③利用法

カレー，シチューなどの煮込み料理（かた，バラ）やとんかつ，焼肉（かたロース，ヒレ）などに利用される。また，舌（たん），心臓（はつ），肝臓（レバー），胃（ガツ）など内臓類も利用される。

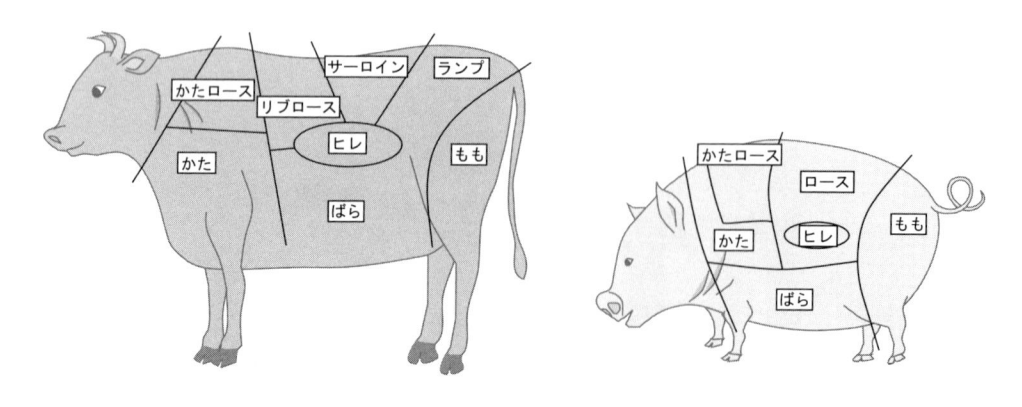

図9-2　牛肉と豚肉の部位の名称

（3）鶏肉

①分類・種類

　日本では肉用鶏としてブロイラーと地鶏に大別される。ブロイラーは，白色コーニッシュ，プリマスロック，ロードアイランドレッド種などを品種改良したものである。

②成分

　鶏肉にレチノールが比較的多く含まれる。脂質は，牛肉や豚肉と異なる脂肪酸組成をしており，飽和脂肪酸が少なく，不飽和脂肪酸が多い。牛や豚肉同様，部位（手羽元，手羽先，胸肉，もも，ささみ）によってタンパク質，脂肪の組成比および肉質が異なる。

③利用法

　カレー，シチューや揚げ物，焼肉などに利用される。

＊地鶏は日本在来種の総称で，シャモ（軍鶏），比内鶏，薩摩鶏，名古屋コーチンなどが知られている。

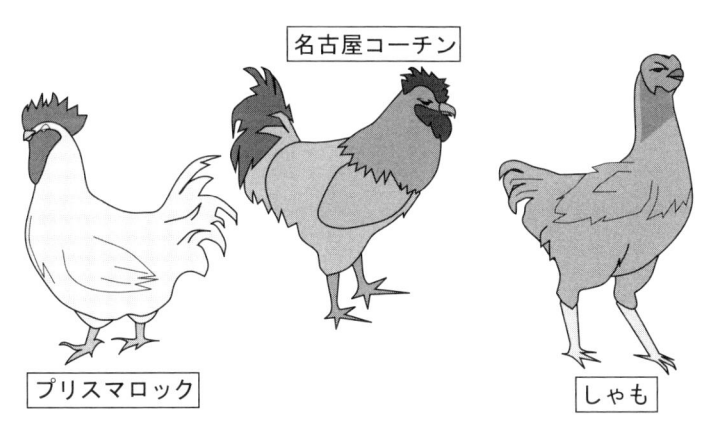

＊ささみは，高タンパク質低脂肪であり，手羽先や骨付きもも肉には，コラーゲンが多く含まれている。

図9-3　代表的な肉用鶏

（4）羊肉

①分類・種類

　成羊肉をマトン，子羊肉（生後1年未満）をラムとよぶ。肉質は，マトンよりラムの方が，やわらかく風味も良い。日本で消費される羊肉は，ほとんどが冷凍または冷凍輸入肉である。

②成分

　羊肉には脂質の代謝に関与するカルニチンが含まれるのが特徴である。また，飽和脂肪酸のステアリンを多く含むため，冷めると固まりやすく消化されにくい。またマトンの独特の臭みはオクタン酸とノナン酸に由来する。

③利用法

　おもに加工用，ラムは，焼肉，ジンギスカンなどに利用される。

(5) 馬肉

①分類・種類

　　馬肉は欧州，特にフランスでは，よく食べられている。日本で食べられる馬肉は，国産のものより米国やカナダからの輸入ものが多い。

②成分

　　馬肉の脂質は，不飽和脂肪酸が多く含まれ融点が低い。牛肉より鉄含有量が高くのが特徴である。またミオグロビン含有量が高く，空気に触れるとミオグロビンが酸化型となりきれいな桜色を呈する。

③利用法

　　馬刺し，焼肉，ステーキなどに利用される。

＊大正期から一般的に食されるようになり，さくら肉とも呼ばれる。

(6) 鯨肉

①分類・種類

　　主に，ミンククジラやツチクジラなどが食用とされる。鯨肉は一般に赤みを帯び，柔らかく味が良い。また鯨は，頭の先から尾まで食用とされ特に尾肉は，牛や豚のロースに匹敵する部分で最も味が良い。

②成分

　　鯨の種類や部位によって成分含有量が異なるが，タンパク質はミンククジラの赤肉で24.8%，尾肉で23.9%である。また鯨肉は，魚介肉に匹敵する多価不飽和脂肪酸を含む。

③利用法

　　ベーコン，刺身，ステーキなどに利用される。

＊日本では，戦後の食糧供給に伴い全国的に普及した。現在は，商業捕鯨が禁止となったため，流通量は少ない。

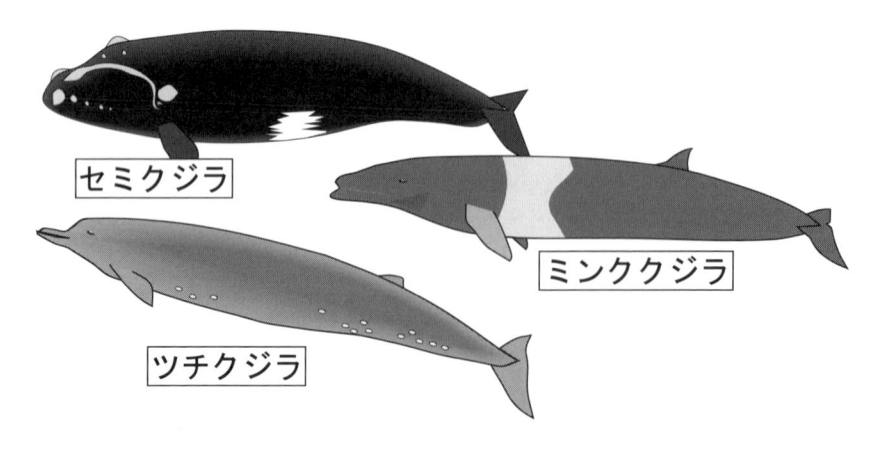

図9-4　代表的な鯨

2 鳥卵類

卵類は，一般に鶏卵を示すが，他の家禽類（アヒル，うずらなど）の卵を食用とする食品の分類である。

(1) 卵の種類
①鶏卵
　卵類の中で最も生産量が多く一般に家庭での調理用に利用される殻付卵と業務用に利用される一次加工卵に分類される。
②ウズラ卵
　キジ科に属するウズラの卵。おもに業務用として外食・中食産業でよく用いられる。
③アヒル
　一般に調理されることは少ない。中華料理の前菜の一つであるピータンの原料である。

(2) 鶏卵の構造
①卵殻
　厚さ0.3mm前後で多孔質構造をもち，気孔という小孔が多数存在する。大部分が炭酸カルシウムからなり，他に炭酸マグネシウム，リン酸カルシウム，微量の水分および有機物が含まれる。
②卵殻膜
　卵殻の内側にある膜で，外卵殻膜と内卵殻膜の2層からなる。強い繊維状物質でその主成分は，タンパク質である。卵殻と密着しているが鈍端では，気室とよばれる空間を形成する。
③卵白
　卵白は，粘度の低い内水様卵白および外水様卵白と粘度の高い濃厚卵白，カラザからなる。

＊一次加工卵には凍結卵，液卵，乾燥卵，濃縮卵が含まれる。

＊卵殻および卵殻膜，卵白，卵黄の割合は1:6:3である。

＊卵白の構成比率は，外水様卵白25％，濃厚卵白50〜60％，内水様卵白およびカラザ15-25％である。

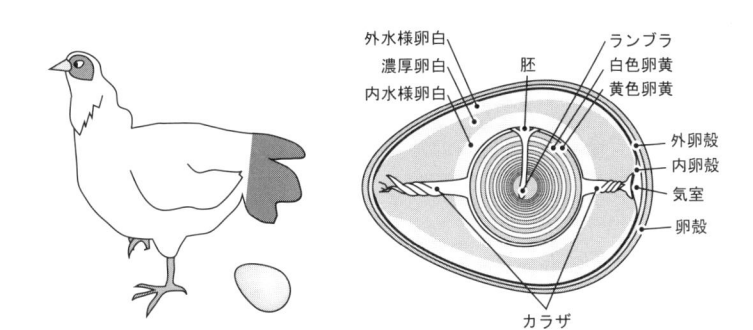

図9-5　卵の構造

④卵黄

　　卵黄は主に淡色卵黄層および濃色卵黄層が交互に同心球状になった複数の層からなり，卵黄膜で覆われている。

(3) 鶏卵の成分

①タンパク質

　　卵白タンパク質は，オボアルブミン（54%），オボトランスフェリン（12%），オボムコイド（11%），オボムチン（3.5%），リゾチームとグロブリン（4%）などを含む。また卵黄タンパク質のほとんどは，脂質と結合した低密度リポタンパク質（LDL）および高密度リポタンパク質（HDL）として存在する。

②脂質

　　大部分が卵黄に含まれ，コレステロール含有量は高く，鶏卵一個当たり250mg以上である。またリン脂質であるレシチンが含まれ，摂取するとコレステロール低下作用がある。

③その他の成分

　　ビタミン類ではレチノールとカルシフェロールが，無機質では鉄，カルシウム，およびリンを多く含む。

(4) 鶏卵の特性

①乳化性

　　卵黄中のレシチンリポタンパク質は乳化作用をもつ。マヨネーズの製造に利用される。

②起泡性

　　卵白を攪拌するとクリーム状となる。メレンゲやスポンジケーキなどに利用される。

③凝固性（ゲル化）

　　卵を加熱するとタンパク質が熱変性し，凝固する。卵黄は，70℃以上で完全に凝固する。また塩や酢を加えることで凝固性が高まる。

(5) 鶏卵の鮮度

鶏卵の鮮度の一般的な見分け方として次の4つがある。

①卵殻表面がクチクラのためにざらざらとしている。
②卵全体のきめが細かく，なめらかで光沢がある。
③濃厚卵白が多く，厚みと透明度があり，殻から離れにくい。
④割ったときに卵黄が盛り上がっている。簡便に見分ける方法として，卵黄係数がある。卵黄係数が高ければ高いほど新鮮度が高い。

```
卵黄係数＝卵黄の高さ（mm）÷卵黄の直径（mm）
```

＊卵白タンパク質は，卵の全重量の約60%を占める。

＊鶏卵のタンパク質は，そのアミノ酸組成に優れており8種類の必須アミノ酸が全て含まれている。アミノ酸価は100である。

＊卵黄の黄色は，カロテノイド色素によるものである。

3 乳と乳製品

(1) 牛乳の成分

①タンパク質

牛乳にはタンパク質が約3%含まれ，主にカゼインと乳清タンパク質（ホエー）からなる。カゼインは，牛乳タンパク質の約80%を占め，4種のカゼイン（$\alpha 2$, β, κ, γ）から構成される。カルシウムイオンと結合し，さらにリン酸カルシウムと複合体を形成して，カゼインミセルを形成する。乳清タンパク質は，牛乳タンパク質の約20%を占め，主成分はβ-グロブリンである。

②脂質

牛乳中の脂質は乳脂肪とよばれ，小さな脂肪球が1ml中に約60億個分散している。脂肪球の98%はトリグリセリドで，その他にリン脂質であるレシチンとケファリンを含み乳化剤として働く。

③炭水化物

炭水化物が約5%含まれ，ラクトースが主成分である。

④無機質

カルシウムが多く含まれる（牛乳一杯あたり200mg）。またカルシウム吸収率が野菜類（20%）や小魚類（30%）と比較して50〜70%と高い。

⑤ビタミン類

レチノールおよびβ-カロテンが含まれ，重要なビタミンA供給源である。また，リボフラビンやカルシフェロールも含まれる。

9-3

＊カゼインやラクトグロブリンがアレルゲンとなり，アレルギー反応を発症する人もいる。一般に乳幼児期に発症するが，適切な処置（牛乳または，牛乳を含む食品を摂取しない）を行うことで多くの場合，学童期までに耐性が得られる。

＊ラクトースはほのかな甘味をもち，カルシウムの吸収を補助し，鉄の吸収を促進する。また，ラクトース分解酵素（ラクターゼ）活性が少ない人はラクトース不耐症となる。

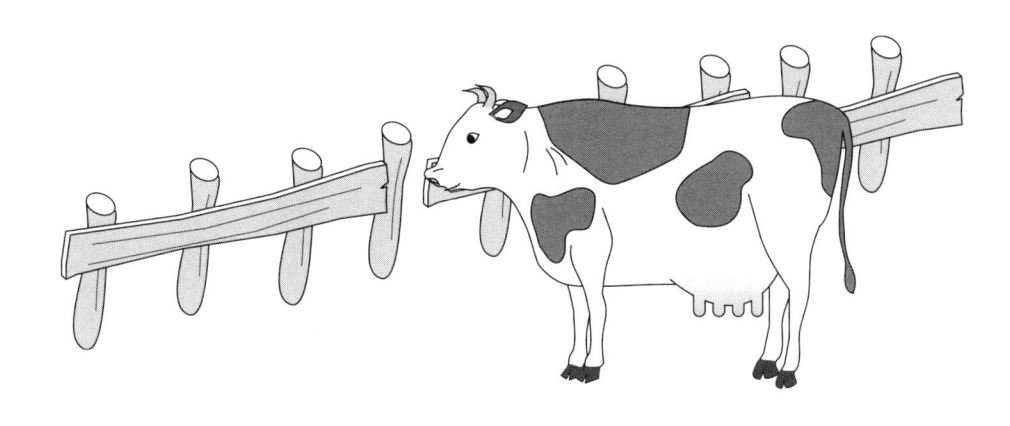

（2）飲用乳の種類

①牛乳

搾乳した生乳を加熱殺菌し、成分規格をクリアし、生乳100%のものをいう。

②特別牛乳

特別に許可された施設で搾乳され、特殊な目的で製造され、販売も限られているもの。特別なルート以外では販売されない。

③部分脱脂乳

生乳や牛乳、特別牛乳から乳脂肪分を一部除去したもの。

④脱脂乳

生乳や牛乳、特別牛乳からほぼ全ての乳脂肪分を除去したもの。

⑤加工乳

生乳や牛乳、特別牛乳あるいはそれらを原料として製造された乳製品乳飲料（チーズ、バター、クリームなど）を用いて飲用の目的で加工されたもの。牛乳と同じ成分（無脂乳固形成分8.0%以上、乳脂肪分3.0%以上）に加工されたものは、○○牛乳と表示が可能である。無脂乳固形成分8.5%以上および乳脂肪分3.8%以上に調整されている場合、濃厚または特濃という表示が許可されている。

⑥乳飲料

生乳や牛乳、特別牛乳あるいは、これらを原料として製造された乳製品を主原料とし乳固形分（無脂乳固形成分および乳脂肪分）が3.0%以上含まれていることが絶対条件である。加工乳と異なり、ビタミンやカルシウム、鉄分などの栄養素やコーヒー、果汁などの嗜好品の添加が認められている。

（3）乳製品

①発酵乳

乳または同等以上の無脂乳固形分を含む乳等を乳酸菌や、酵母で発酵させ、糊状または液状、凍結したものと定義され、発酵乳は、無脂乳固形分8.0%以上、生きた乳酸菌（または酵母）を1ml中に1000万個以上含むものである。

②ヨーグルト

乳原料をヨーグルト用乳酸菌によって発酵させて作られる。乳原料のみで添加物を一切加えていないプレーンタイプと甘味料や香料などを添加し、ゼラチンや寒天で固めたハードタイプがある。

③乳酸菌飲料

ヨーグルトを希釈して香りを付けたもの。生菌のまま飲むものと、加熱殺菌され砂糖もしくは、果汁などを添加したものがある。

＊ヨーグルト用の乳酸菌には *Lactobacillus bulgaricus* や *Streptococcus thermophilus* などがある。

＊発酵により乳酸菌が乳酸を生成することで、牛乳が酸性となり、カゼインが等電点沈殿し凝固する。

④クリーム
　脂肪球が砕かれていない牛乳を放置し，上部に形成される脂肪分の多い層がクリームである。牛乳を遠心分離して得られる。
⑤アイスクリーム
　牛乳に生クリーム，甘味料などを加え，低温殺菌後，混合しながら5℃程度まで冷却して固めたもの。*

＊乳固形分15.0％以上，乳脂肪8.0％以上のものをアイスクリーム，乳固形分10.0％以上，乳脂肪3.0％以上のものをアイスミルク，乳固形分3.0％以上のものをラクトアイスと呼ぶ。

⑥粉乳
　牛乳から水分を除去し粉末状にしたものを全粉乳といい，脱脂乳から水分を除去し粉末状にしたものを脱脂粉乳と呼ぶ。乳固形分95％以上含むことが，また全粉乳では，乳固形分のうち乳脂肪分を25％以上含むことが定められている。
⑦練乳
　生乳などを約2/5に濃縮したものを無糖練乳（エバミルク），スクロースを加え約1/3に濃縮したものを加糖練乳（コンデンスミルク）とよぶ。
⑧バター
　牛乳に含まれる乳脂肪を凝集させ練り上げたものをバター（フレッシュバター），乳脂肪を凝集させた段階で乳酸菌により発酵させたものを発酵バターとよぶ。*

＊フレッシュバターには，重量あたり1～2％の食塩を添加した加塩バターと添加していない無塩バターがある。

⑨ナチュラルチーズ
　乳，バターミルク，クリームを各種微生物（スターター），凝乳酵素（レンニン）などを用いて凝固させるとカード（凝固乳）とホエー（乳清）が形成される。乳清を除去したものもしくは，さらにカードに食塩，乳酸菌などを加えて一定期間熟成させたものを指す。
⑩プロセスチーズ
　ナチュラルチーズを粉砕し，加熱融解後，乳化して固めたもの。

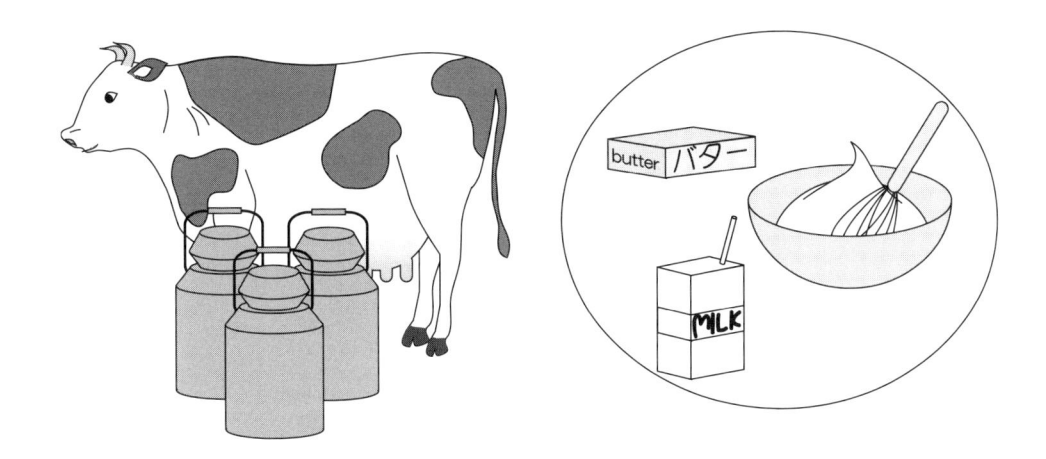

4　魚介類

9-4

魚介類は，同一種でも季節，飼料生物，漁獲場所あるいは，年齢等の違いによって影響を受け，成分が変化する。

（1）魚介類の分類と種類

魚介類を生物学的な分類をすると，下記の5つに分類される。

①軟骨魚類：サメ，エイなど。
②硬骨魚類：ウナギ，コイ，マス，タラなど。
③軟体動物：イカ，タコなど。
④節足動物：エビ，カニ
⑤その他の魚介類：マボヤ（脊索動物），クラゲ（腔腸動物）など。

一方，魚介類は生息域や生物学的特徴から4つに分類される。

①海水産魚類
　　ⅰ）遠洋回遊魚類：マグロなど。
　　ⅱ）近海海洋魚類：アジなど。
　　ⅲ）沿岸魚類：スズキなど。
　　ⅳ）底棲（ていせい）魚：ヒラメなど。
②溯降河（そこうか）回遊魚：サケ，マス　ウナギなど。
③淡水魚：コイ，ドジョウ，ヒメマスなど。
④その他の海産動物：エビ，カニ，イカ，タコなど。

（2）魚肉の筋肉の構造

魚肉の筋肉がもつ構造の特徴は種類によっても様々であるが，主に次の6点が挙げられる。

①魚肉として利用する部位は，体側筋である。
②体側筋では，筋繊維の束が集まって筋節となり規則正しく並んでいる。
③魚の筋肉は背骨の両側に短い筋節が重なりあっている。
④筋節とは，薄い結合組織の筋隔によって接合されている。
⑤筋節は，加熱すると凝固するのに対し，接合部はゼラチン質に変化するためはがれやすい。
⑥筋肉の構造は畜肉と似ている。

＊日本の2013年の世界漁業生産量は，4,768千トンでアメリカについで世界第7位である。

魚の筋肉には普通筋と血合筋（血合肉）がある（図9-6）。血合筋には次のような特徴がある。

①普通筋と血合筋の割合により魚の運動性が異なる。回遊魚は血合筋が多い。
②血合筋が多い魚を赤身魚，あるいは青魚とよぶ。
③血合肉の少ない魚を白身魚とよぶ。
④血合肉は，側線の直下の筋肉で脂質，色素成分，結合組織を多く含んでいる。

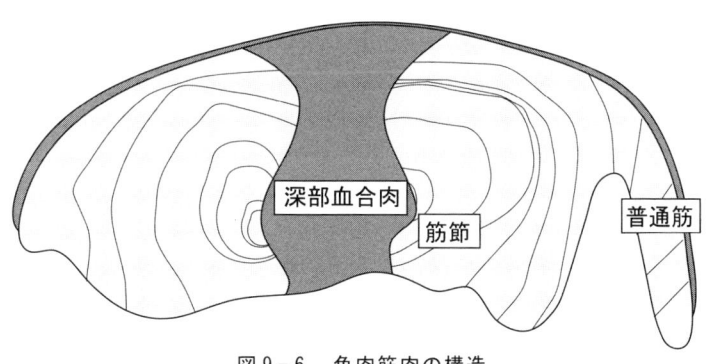

図9-6　魚肉筋肉の構造

（3）魚介類の成分の特徴

①タンパク質

　魚介類の筋肉に含まれるタンパク質は次の3つに分類される。
ⅰ）筋原線維タンパク質（含有率：60〜70％）
　　かまぼこや練り製品といった食品の製造に深く関わるタンパク質である。魚肉を食塩水ですりつぶすことで，アクチンとミオシンが結合してアクトミオシンとなり，高粘度のすり身となる。
ⅱ）筋漿タンパク質（含有率：20〜30％）
　　主に細胞の細胞質に存在しており，解糖系酵素，パルブアルブミン，ミオグロビンなどの色素タンパク質が主成分である。
ⅲ）筋基質タンパク質（含有率：2〜5％）
　　コラーゲンやエラスチンといった結合組織タンパク質からなる。
　　また，魚介類のタンパク質は必須アミノ酸を多く含むため，栄養価が高い。

②脂質

　脂質は魚介類の種類，部位，季節，性成熟によって大きく異なる。一般的に，脂が乗ることで美味となり，その魚種の「旬」となる。また，多価不飽和脂肪酸であるエイコサペンタエン酸やドコサヘキサエン酸が多く含まれることも特徴であり，他の動植物にはあまり含まれていない。

＊エイコサペンタエン酸は抗血栓や抗動脈硬化といった作用をもつことが知られている。また，ドコサヘキサエン酸が不足すると学習能力が低下するという報告もある。

③ビタミン・無機質

　レチノール，カルシフェロール，チアミン，リボフラビンなどのビタミン類を多く含む。しかし，サメ類やイシナギなどの肝臓にはレチノールが過剰に含まれているため，過剰症を引き起こすことがある。また，無機質のカルシウムが豊富に含まれ，骨ごと食べられるシラス干しやイワシの丸干しは，優れたカルシウムの供給源といえる。

③エキス成分

　可溶化成分からタンパク質，色素，ビタミン，脂質，多糖類を除いた成分をエキス成分という。サメ・エイ類はエキス成分の主成分として，尿素やトリメチルアミンオキシドを含み，これらの分解物が長期冷凍中の肉質劣化の原因となる。また，エキス成分には，旨味成分である5'-イノシン酸やグルタミン酸ナトリウム，コハク酸といったアミノ酸も含まれる。

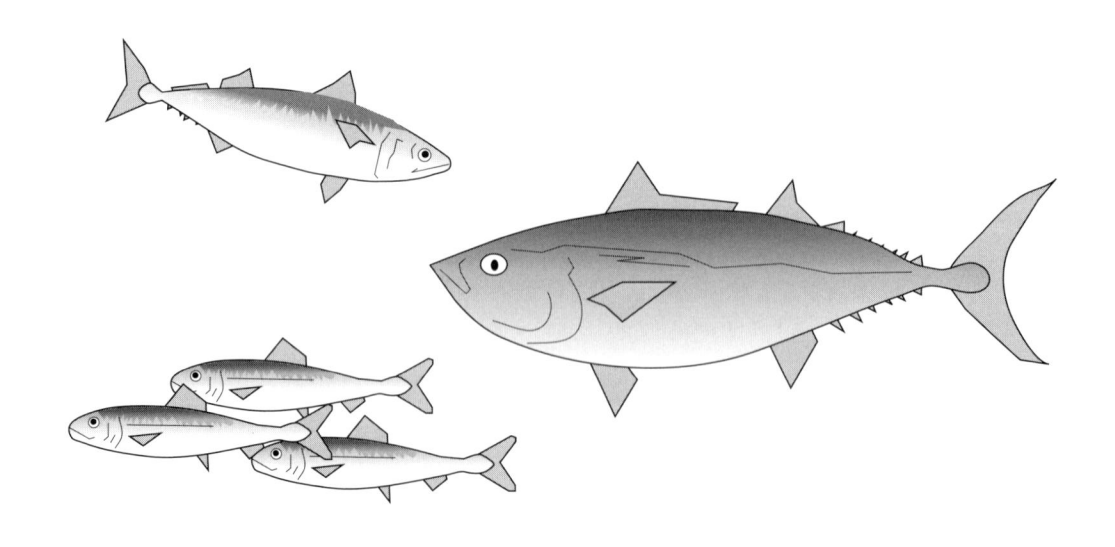

＊魚介類に含まれるエキス成分は通常1～5％である。また，軟体動物や甲殻類には5％以上含まれる。

Stage.4

食品の色の変化と
化学的変化を理解する

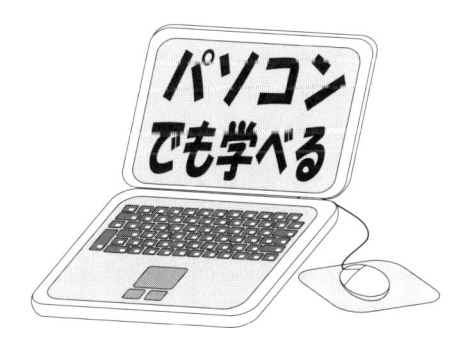

パソコンでも学べる

第10章 食品の色素成分

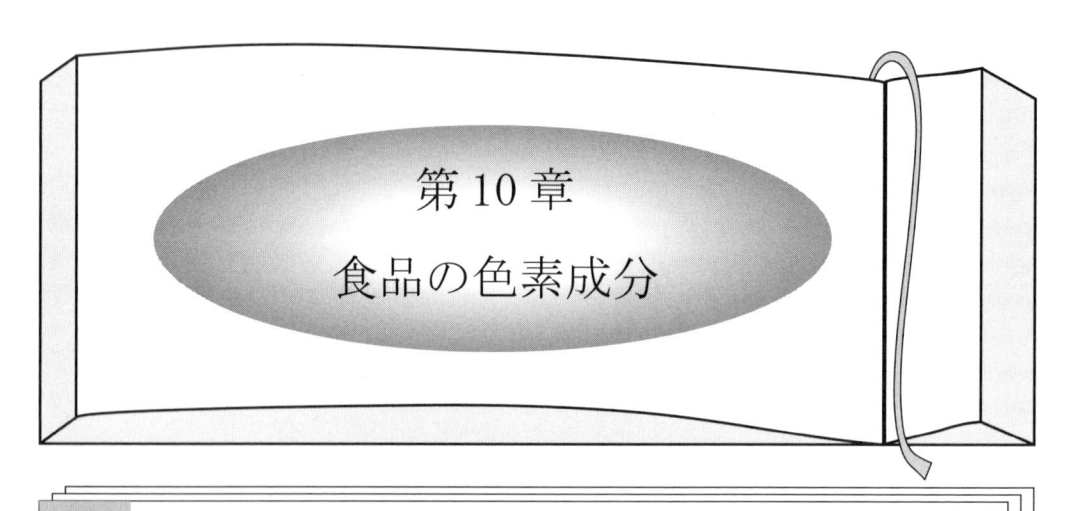

1 色素成分の種類

10-1

　日常における食生活では、単に栄養成分の補給だけではなく、食事としておいしいものを食べる楽しみや喜びでもある。おいしさを感じる要因は、食品の味からのみではなく、色や形、匂いなどの外観によって感じるおいしさもある。その中でも、特に食品の色から受ける影響は大きく、購買意欲や食欲にも大きく影響を与える因子となる。色がよくない食品は、食べる前から心理的に悪い印象を与えてしまい、おいしさは減少してしまう。

　植物性および動物性食品に表10-1に示した色素成分が存在する。

表10-1　食品中の主な色素

植物性食品に含まれる色素	動物性食品に含まれる色素
クロロフィル	ヘム色素
カロテノイド	カロテノイド
フラボノイド	
アントシアニン	

2 クロロフィル（葉緑素）

①性質・構造
　　クロロフィルは，植物性食品の緑色を代表する脂溶性色素である。ポルフィリン環（図10-1）の中心にMg^{2+}をもち，ヘム色素とともにポルフィリン系色素に分類される。

②色調
　　黄緑（クロロフィルb）～青緑（クロロフィルa）

③含有食品
　　緑黄色野菜，未成熟果実，海藻類

10-2

＊クロロフィルは葉緑体のラメラに局在している。

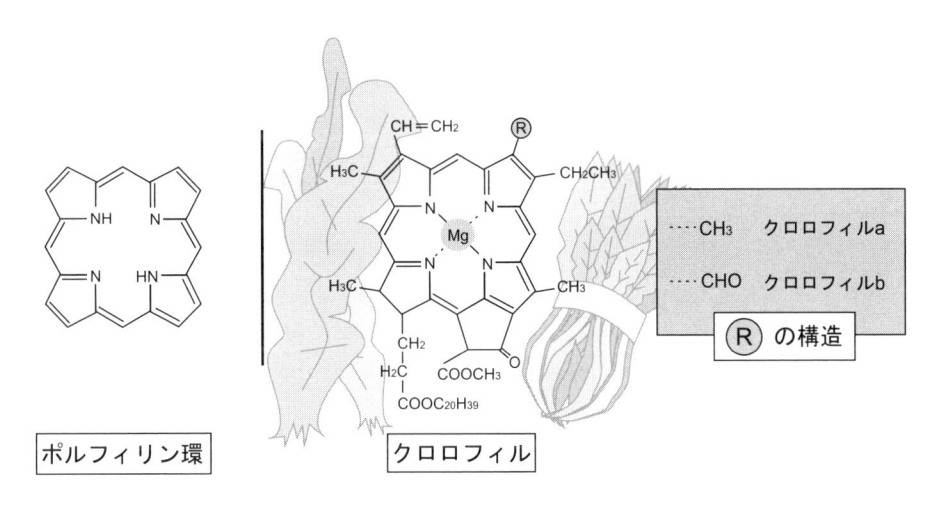

図10-1　クロロフィルの構造

3 カロテノイド

①性質・構造
　　炭化水素のみから構成されているカロテン類と，OH基などを有するキサントフィル類に大別される。カロテノイド色素はトマトやかんきつ類に含まれる黄色や橙，赤色を呈する脂溶性色素である。

②色調
　　黄橙～赤

③含有食品
　　穀類，サツマイモ，豆類，種実類，野菜類，海藻類，香辛料類，魚介類，卵類

10-3

カロテン類

β-カロテン

キサントフィル類

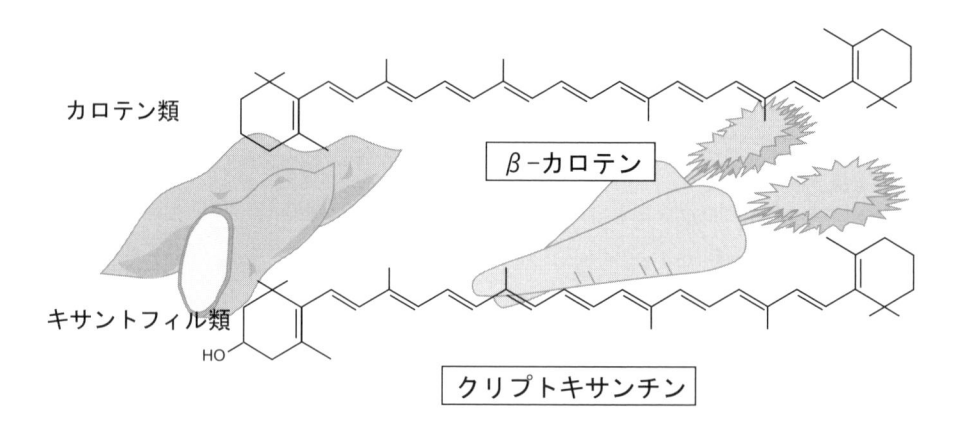

クリプトキサンチン

図10-2　カロテノイドの構造

4　フラボノイド

10-4

①性質・構造
　フラボノイド色素は基本構造として$C_6-C_3-C_6$を有し，植物にのみ多く存在する色素である。フラボノイド系色素は，狭義でフラバノン，フラボン，フラボノール，フラバノール，イソフラボン，カテキン類，アントシアン，ロイコアントシアンなどに分類される。

②色調
　無色〜黄色

③含有食品
　穀類，豆類，野菜類，果実類，香辛料類

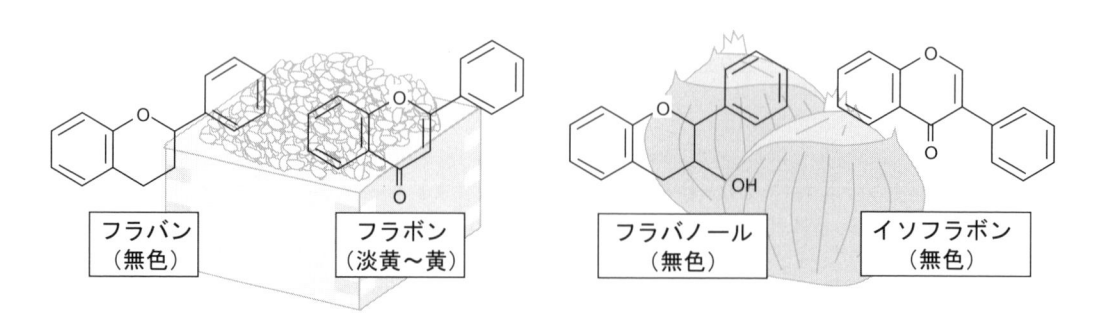

＊フラボノイドは，ほとんどすべての植物に含まれ，その多くが水溶性の配糖体として存在している。

フラバン（無色）　フラボン（淡黄〜黄）　フラバノール（無色）　イソフラボン（無色）

図10-3　フラボノイドの構造

5 アントシアニン

①性質・構造

アントシアニンは，フラボノイドの一種であるがフラビリウム構造をもち，フラボノイドと異なり極めて不安定である。しかし，アントシアニンは利尿作用，抗酸化能，ビタミンP作用をもち，甘味をもつ誘導体も見出されている。また，アントシアニンは通常糖と結合した配糖体として存在するが，糖をもたないものをアントシアニジンという。

②色調

赤橙～青紫

③含有食品

穀類，イモ類，豆類，野菜類，果実類

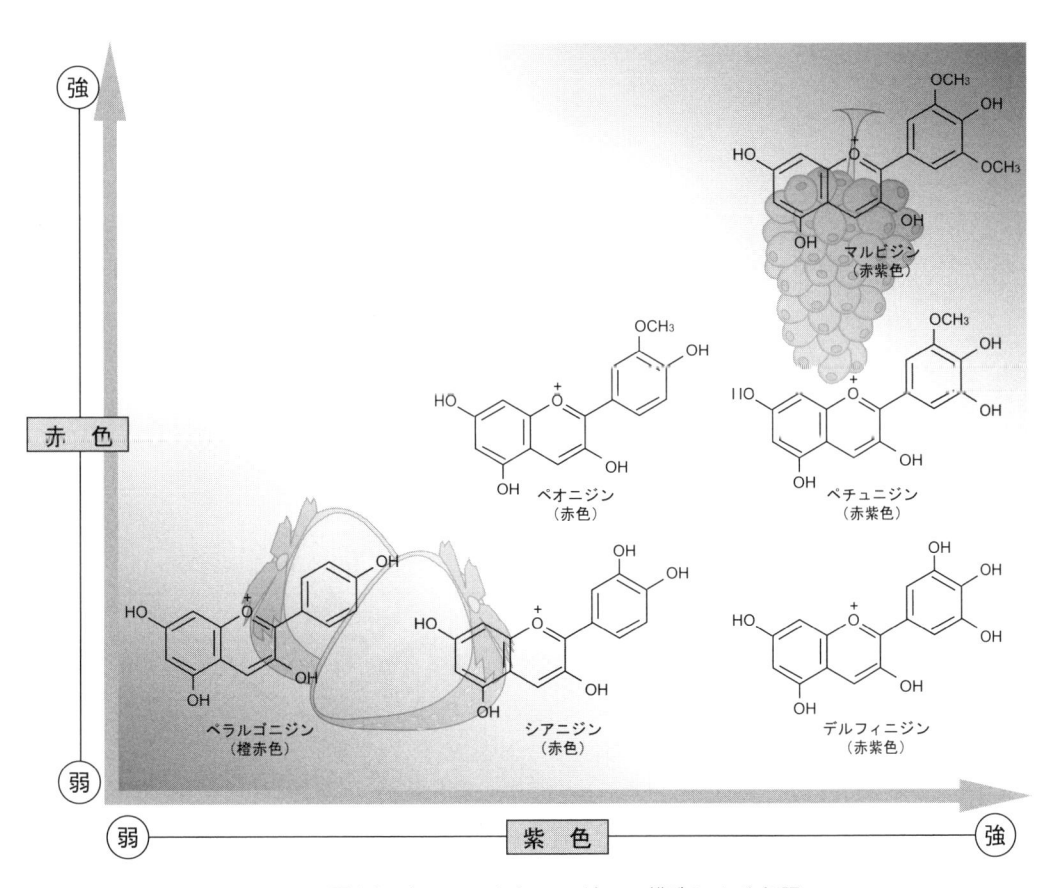

図10-4　アントシアニジンの構造による色調

6 ミオグロビンとヘモグロビン

10-6

①性質・構造

　ミオグロビンとヘモグロビンはヘム色素といい，食肉の赤色は90%以上がミオグロビンによるものである。残りはヘモグロビンとそれらの誘導体で占められている。ヘム色素は，その構造にクロロフィルと同様にポルフィリン環をもつ。ミオグロビンはヘムとタンパク部分が1：1で結合しており，ヘモグロビンは4個のサブユニット構造からなる。

②色調

　暗赤色（酸化しオキシミオグロビンに変化すると鮮紅色になる）

③含有食品

　肉類（ミオグロビンは主に筋肉タンパク質に，ヘモグロビンは主に血色素タンパク質に含まれる）。

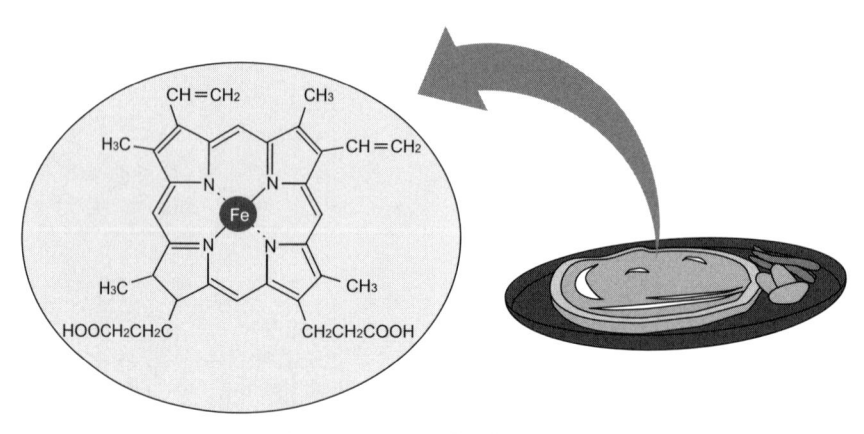

図10-5　ヘム色素の構造

7 その他の動物性色素

10-7

　カロテノイド系色素であるアスタシンは，エビやカニなどの甲殻類に含まれる色素である。

　甲殻類や貝類は，ヘモシアニンという色素をもつ。ヘモシアニンはCuを含む青色の血色素である。

　魚類の目は青緑色の蛍光を発するが，おもにリボフラビンを含んいる。また，皮の部分にはカロチノイド，黒色のメラニン色素が多く含まれている。

第11章 食品の変色

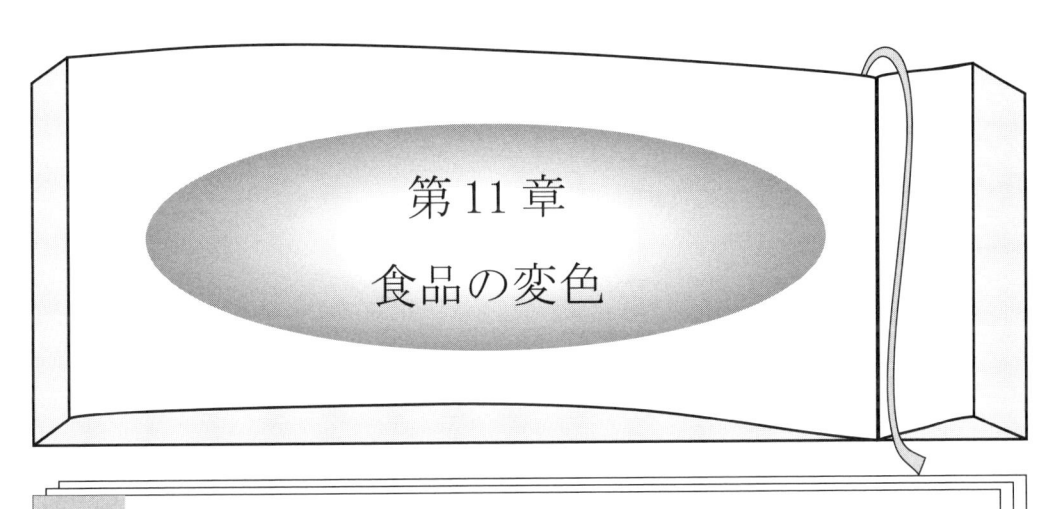

1 酵素的褐変

食品を調理や加工した際，その色調が褐色に変化する現象が見られる。このような色調の変化を褐変といい，褐変の原因となる反応を褐変反応という。この褐変反応には，酵素が関与する酵素的褐変と酵素が関与しない非酵素的褐変などがある。

(1) 酵素的褐変反応

リンゴやジャガイモ，バナナなどの皮をむいた場合，植物組織が傷つけられ，組織に含まれるフェノール性化合物が酵素の働きによって酸化し，褐色に変化することを酵素的褐変反応という。この反応を触媒する酵素群を総称してポリフェノールオキシダーゼという。

図11-1のように，モノフェノール化合物はモノフェノールモノオキシゲナーゼによって酸化され（①），生成した o-ジフェノールはさらに酸化されて o-キノンになる（②）。o-キノンは非酵素的に重合反応を起こし，褐色物質であるメラニンとなるため（③）食品の褐変の原因となる。

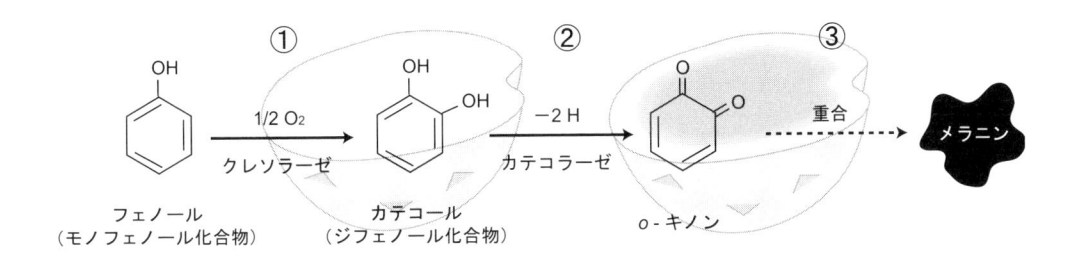

11-1

＊ポリフェノールオキシダーゼには，チロシナーゼ，クレソラーゼ，カテコラーゼなどがある。また，基質には，クロロゲン酸，カテキン類，カフェ酸，チロシン，ドーパ，ドーパミンなどがある。

図11-1 ポリフェノールオキシダーゼの作用

＊ナツメヤシの熟成，ココア種子のキュアリングの乾燥過程で最終産物の色，風味，芳香などに関係する重要な反応である。

（2）食品と酵素的褐変

①色，風味，芳香の付与

　紅茶の発酵において，カテキンは酵素酸化を受けることで橙赤色を有する色素成分であるテアフラビンに変化する。

②品質悪化

　リンゴやバナナなどの果実類やジャガイモやサツマイモなどのイモ類，緑茶など，一般に酵素褐変は品質の悪化につながる場合が多い。

（3）酵素的褐変の防止

　酵素的褐変を防止するには，酵素の不活性化や酸素の除去などが考えられる。具体的な防止方法として以下の方法がある（図11-2）。

　①酵素の不活性化　　　　②酵素阻害剤の添加
　③酸素除去　　　　　　　④pH調整

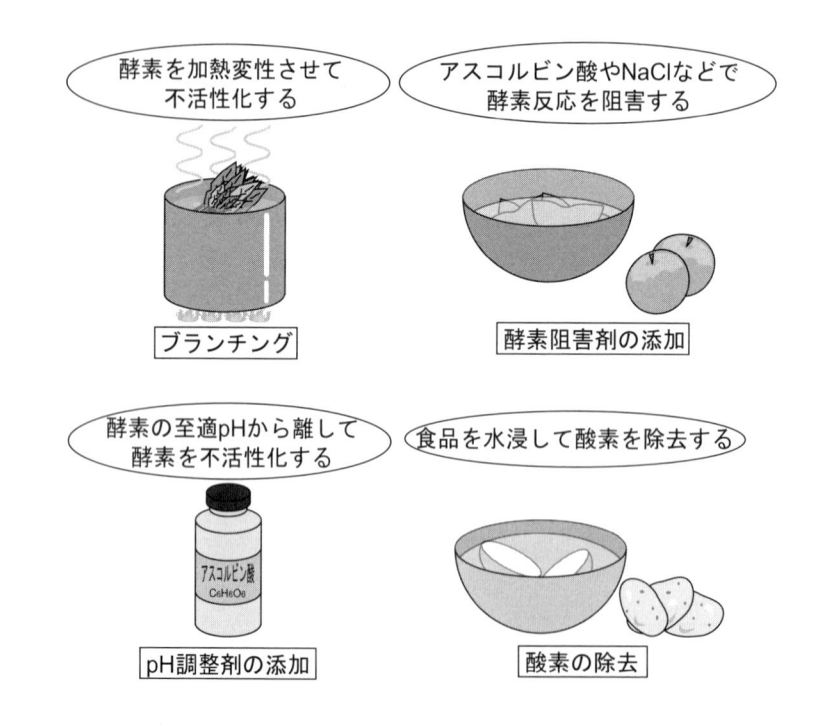

図11-2　酵素的褐変の防止法

2　非酵素的褐変

(1) アミノ・カルボニル反応

アミノ基とカルボニル基とが共存するときに起こる反応をアミノ・カルボニル反応という。広い範囲の食品で見られる反応である。この反応は3段階に分けて考えられる。反応機構をグルコースを例にとり，図11-3に示す。

①前期（初期）段階

> アミノ基とカルボニル基の縮合によってシッフ塩基となる（Ⅰ）。

↓

> シッフ塩基がアマドリ転移（二重結合の転移）を起こし，アマドリ転移生成物となる（Ⅱ）。エノール型がアミノレダクトン（エナミノール），ケト型がアミノケトンである。

↓

②中期段階

> アマドリ転移化合物のうち，アミノレダクトンからは酸化反応によりオソンが生成する（Ⅲ）。グルコースの場合，オソンはグルコソンである。

↓

> さらに脱水反応を受けた場合は，3-デオキシグルコソン（Ⅳ），3,4-ジデオキシ不飽和グルコソン（Ⅴ）を経て，5-ヒドロキシメチルフルフラールが生成する（Ⅵ）。

> アマドリ転移生成物のうち，アミノケトンは2,3-エンジオール型グルコソン（Ⅶ）に変化した後，脱アミノ反応によってメチルジケトンとなり（Ⅷ），酸化開裂によってレダクトンなどの低分子化合物となる（Ⅸ）。

↓

③後期（終期）段階

> 中期段階で生成した様々な中間体であるカルボニル化合物が，メラノイジンを形成する（Ⅹ）。しかし，この反応機構は複雑であり未解明である。メラノイジンの構造についても解明されていない。

11-2

＊アミノ・カルボニル反応は，コーヒーや紅茶，キャラメル，パン，クッキー，ウイスキー，みそ，しょうゆなどの特有の色，風味，芳香の付与に不可欠な反応である。

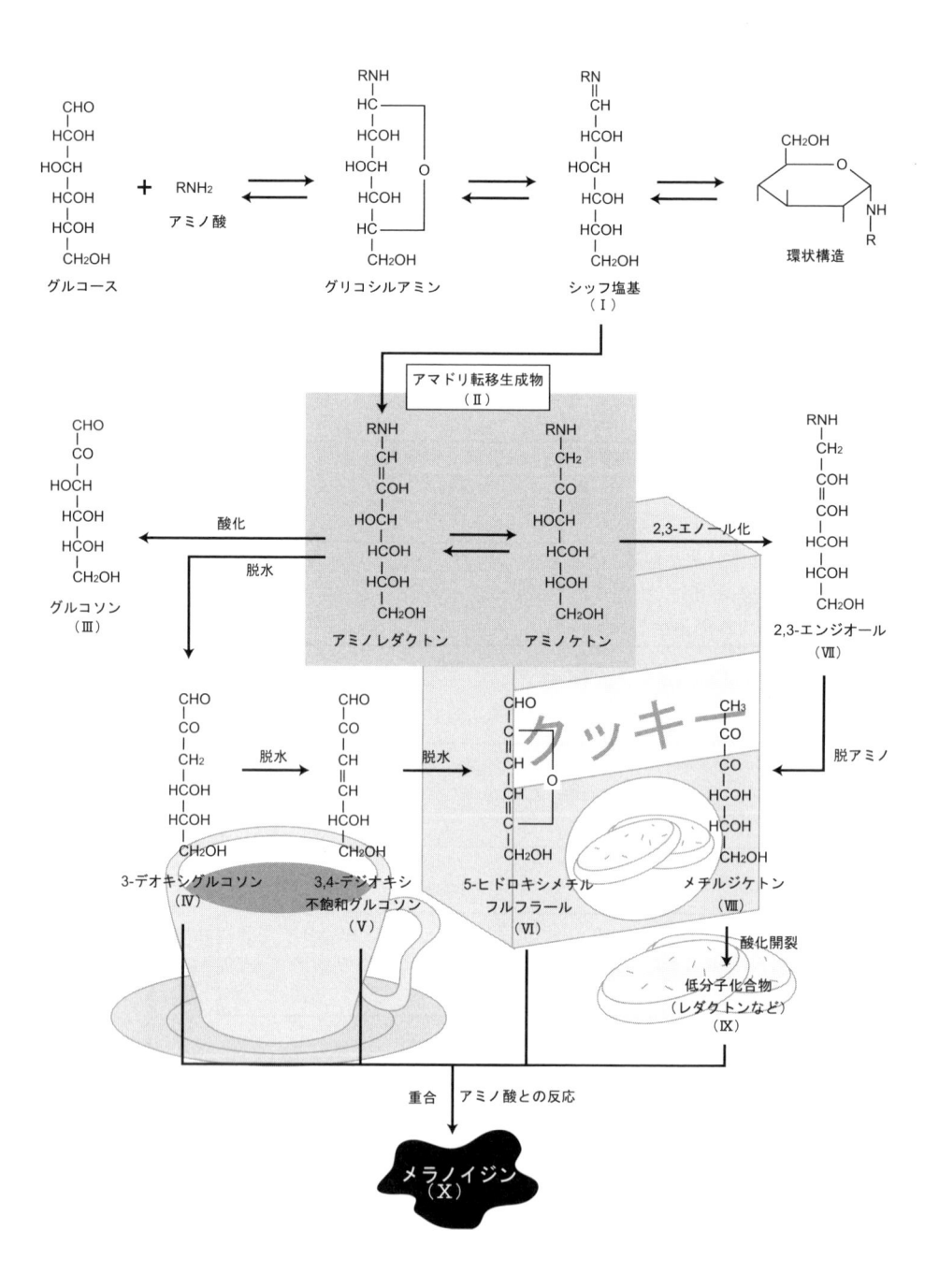

図11-3 グルコースのアミノ・カルボニル反応経路

④ストレッカー分解反応

ストレッカー反応は，アミノ・カルボニル反応の中期および後期段階を結びつける反応である。この反応は香気成分の生成に重要な反応である（図11-4）。

アミノカルボニル反応におけるオソン（Ⅲ）や3-ジデオキシオソン（Ⅳ）に相当する，α-ジカルボニルにα-アミノ酸が反応してアミノレダクトンとアルデヒドを生成する反応をストレッカー反応という。さらにアミノレダクトンが反応を続けて，ピラジンを生成する。

＊この反応は水分10～15％で起こりやすく，通常の風乾状態では褐変しやすい。

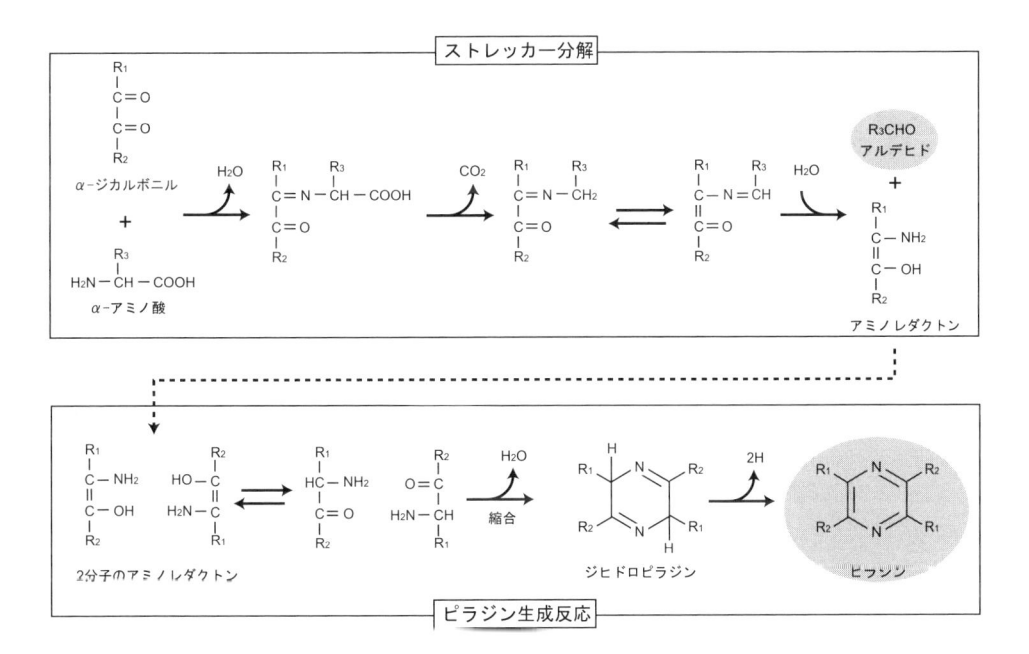

図11-4　ストレッカー分解，ピラジン生成の反応経路

（2）非酵素的褐変反応の因子

褐変に影響する因子として，次のようなものがあげられる。

① カルボニル化合物

アルドペントース（リボースなど），アルドヘキソース（ガラクトース，マンノース，グルコースなど），還元性二糖類（マルトース，ラクトースなど）

② アミノ化合物

アミノ酸，ペプチド，タンパク質，アミン類

③温度
　非酵素的褐変反応は温度依存性が高いが，10℃以下で冷蔵すれば問題はない。
④pH
　中性付近で反応が促進される。ピクルスのように酸性が強いものでは起こりにくい。

＊還元糖による褐変反応は早く，pH2前後でもすみやかに進行する。

（3）非酵素的褐変の防止

①水分調整
　水分含量が低いほど反応が起こりにくい。水分の減少により物質移動が無くなり，反応物質同士の接触がなくなる為であると思われる。
②温度調整
　食品を低温に保存することで，反応を遅らせる。
③pH調整
　中性付近で最も反応が進行しやすいので，この範囲からpHをはずせばよいのだが，通常食品のpHを調整することは難しく一般的ではない。
④褐変防止剤の添加
　反応の進行を防止する食品添加物として亜硫酸塩がある。亜硫酸塩はカルボニル化合物を反応してスルホン酸塩を生成する。これによってカルボニル化合物を反応系から除去し，食品の褐変を防止する（図11-5）。

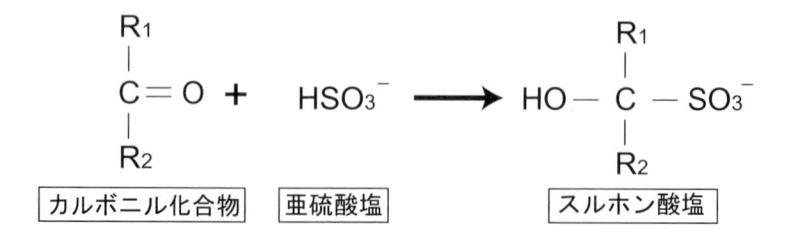

$$\underset{\text{カルボニル化合物}}{\overset{R_1}{\underset{R_2}{C}}=O} + \underset{\text{亜硫酸塩}}{HSO_3^-} \longrightarrow \underset{\text{スルホン酸塩}}{HO-\overset{R_1}{\underset{R_2}{C}}-SO_3^-}$$

図11-5　亜硫酸塩の反応

(4) アスコルビン酸の褐変反応

アスコルビン酸は酸化されて褐変する（図11-5）。レモンやグレープフルーツなどの果汁は，アスコルビン酸が褐変を起こすことによって色調が劣化する。

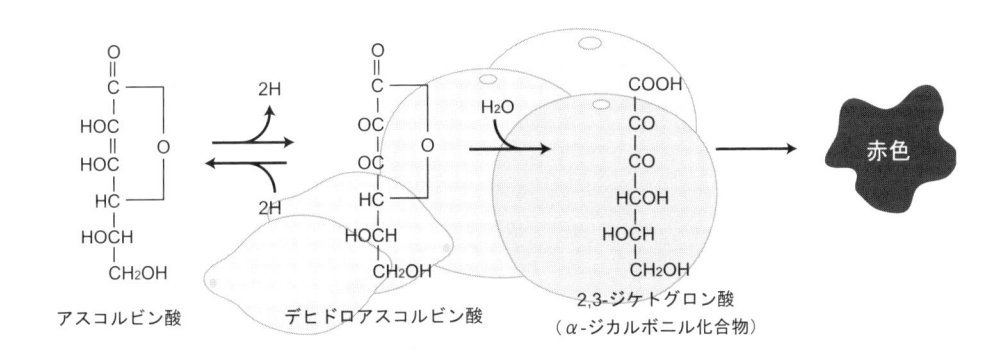

図11-6　アスコルビン酸の褐変反応

(5) カラメル化反応

グルコースやショ糖などの糖類を100℃以上の高温で加熱すると，溶解して赤褐色から暗褐色に変色する。この褐変反応をカラメル化反応という（図11-6）。カラメル化反応は香気の生成のためにキャンデーなどに利用されるが，反応の調整を誤ると，不快なこげた苦い製品となる。しかし，食品加工においては，醤油，ソース，ウイスキー，嗜好飲料などの着色料として利用される。

＊約160℃であめ状に，約200℃で黒褐色の非結晶質となる。

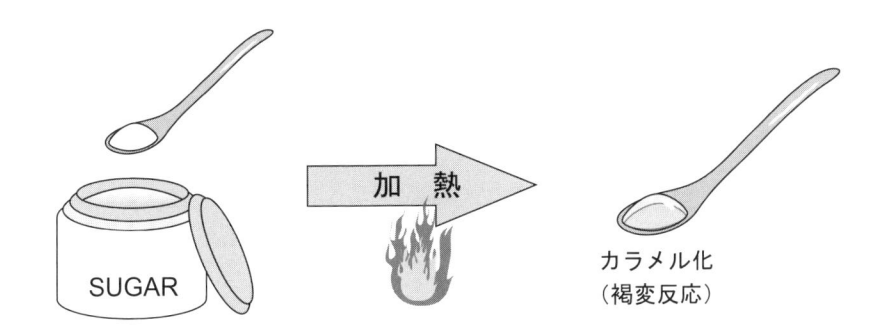

図11-7　カラメル化反応

3 植物性色素の変色

（1）クロロフィルの変色

野菜や果実に含まれる色素成分であるクロロフィルは比較的安定であるが、貯蔵あるいは加工処理過程で変色がみられる（図11-7）。

クロロフィルは酸に不安定で、構造の中心にあるMg^{2+}がH^+に置換することでフェオフィチン（黄褐色）に変化する（Ⅰ）。さらに反応が進行することで、フェオフィチンからフィトールが遊離してフェオフォルビド（褐色）に変化する（Ⅱ）。また、調理などの際に植物を傷つけた場合、クロロフィラーゼの作用によってフィトールが遊離してクロロフィリド（緑色）に変化し（Ⅲ）、酸性条件下であればさらにMg^{2+}が遊離してフェオフォルビドに変化する（Ⅳ）。しかし、アルカリ条件で加熱することで、クロロフィリンが生成し、鮮緑色となる（Ⅴ）。

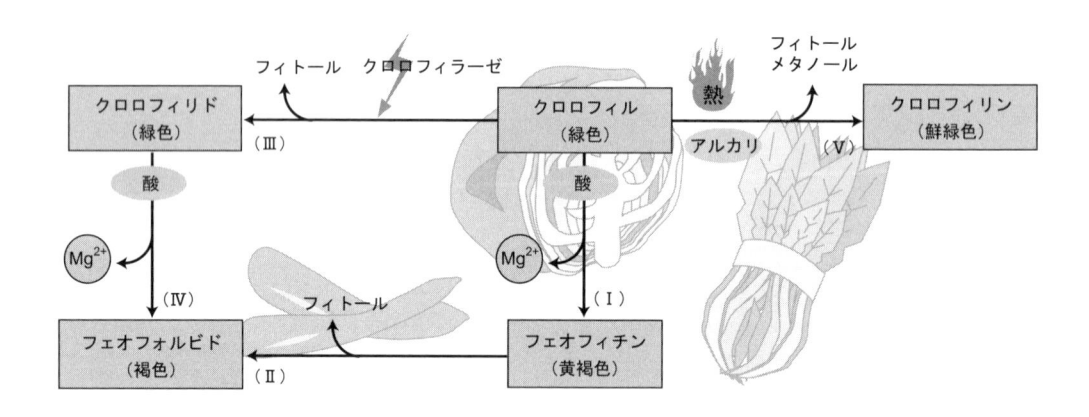

＊葉類の調理・加工の際にブランチングを行うのは、クロロフィラーゼを失活させて、フェオフォルビドの生成を抑制することで、変色を抑えることを目的としている。

図11-8 クロロフィルの変色

（2）カロテノイドの変色

エビやカニなどの甲殻類に含まれるアスタキサンチンは、通常タンパク質と結合した状態で存在しており、暗緑色をしている。しかし、ゆでると鮮紅色に変色する。これは加熱によってタンパク質が熱変性し、アスタキサンチンが遊離し、さらに酸化されて赤色のアスタシンに変化するためである。

（3）フラボノイドの変色

フラボノイドはフェノール性の水酸基をもち，金属イオンと反応してキレート（錯化合物）となる。金属イオンの種類やpHによって以下のような色を呈する。

　①Alイオン…黄色
　②Feイオン…青色，紫色，青褐色
　③アルカリ性…黄褐色

（4）アントシアニンの変色

アントシアニンはpHによって色調が変化する。pH2～3ではフラビリウムイオンとなり，赤色を呈し安定となる。pH4から中性にかけては不安定なアンヒドロベースに変化する。弱酸性領域では，競争的に2位で水和が起き，シュードベースに変化し無色となる（図11-8）。

アントシアニンもフェノール性の水酸基をもつので，鉄やスズ，アルミニウムなどの金属イオンをキレートをつくることで安定化し，青色を呈する。

＊ナスの漬物や黒豆を煮る時に，鉄釘を入れるのは，キレート形成による色素の安定化が目的である。

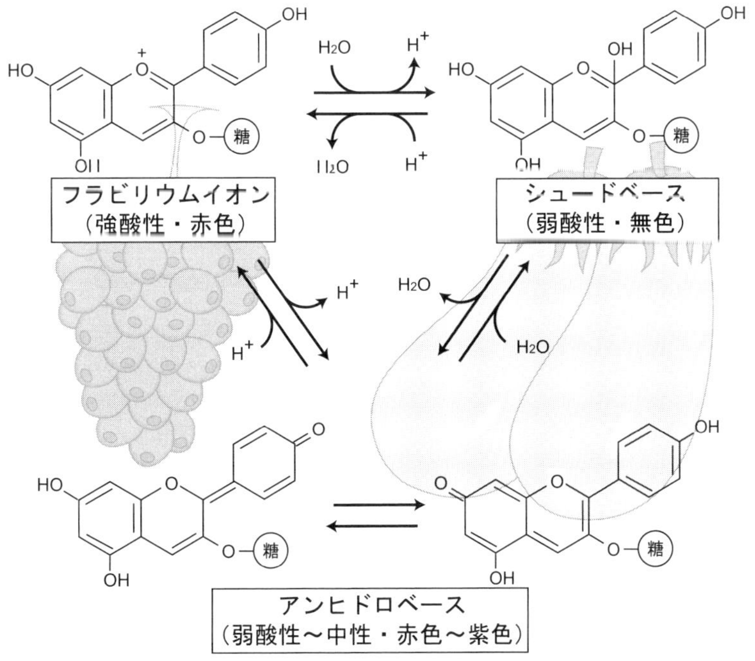

フラビリウムイオン
（強酸性・赤色）

シュードベース
（弱酸性・無色）

アンヒドロベース
（弱酸性～中性・赤色～紫色）

図11-9　アントシアニンの呈色機構

4 食肉の変色

(1) ミオグロビンの変色

と畜後の生肉は酸化や加熱によって,色素の構造が変化し変色する。ポルフィリン環の中心にFe^{2+}がキレートしたミオグロビン(暗赤色)は,酸素が結合することでオキシミオグロビン(鮮紅色)となる(Ⅰ)。しかし,長時間酸化されるとFe^{2+}がFe^{3+}になり,メトミオグロビン(褐色)に変化する(メト化)(Ⅱ)。肉類を加熱するとミオグロビンのメト化とタンパク質の熱変性が起き,メトミオクロモーゲン(灰褐色)となる(Ⅲ)。

ハムやソーセージなどの食肉加工食品では,ミオグロビンに亜硝酸塩を作用させることで,亜硝酸塩が還元されて生成した一酸化窒素がミオグロビンと結合し,ニトロソミオグロビン(赤色)となり(Ⅳ),この色素は加熱されても変色せず,ニトロソミオクロモーゲン(赤色)になり(Ⅴ),肉の色は変化しない。

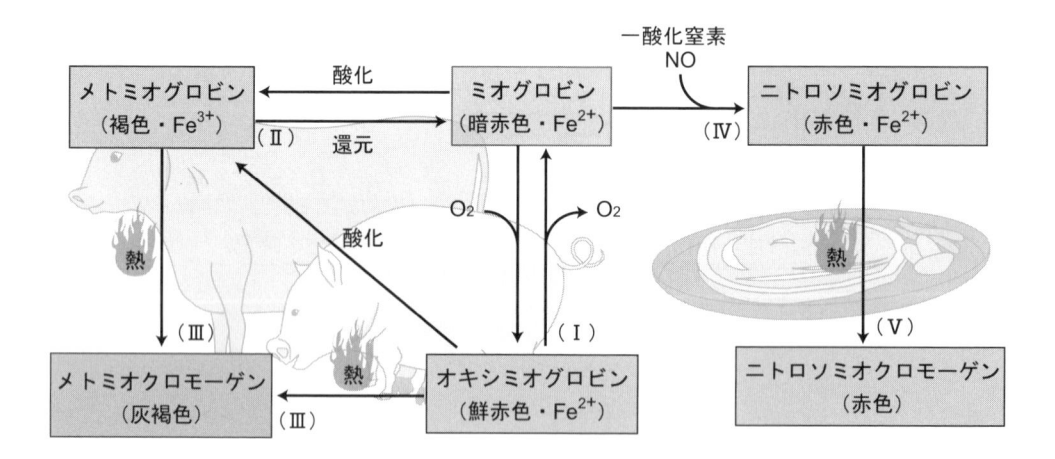

図11-10 ミオグロビンの変色

Stage. 5

食品の貯蔵加工時におこる化学的変化を理解する

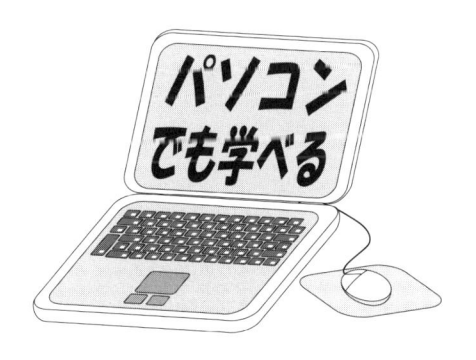

第12章 食品成分の変化

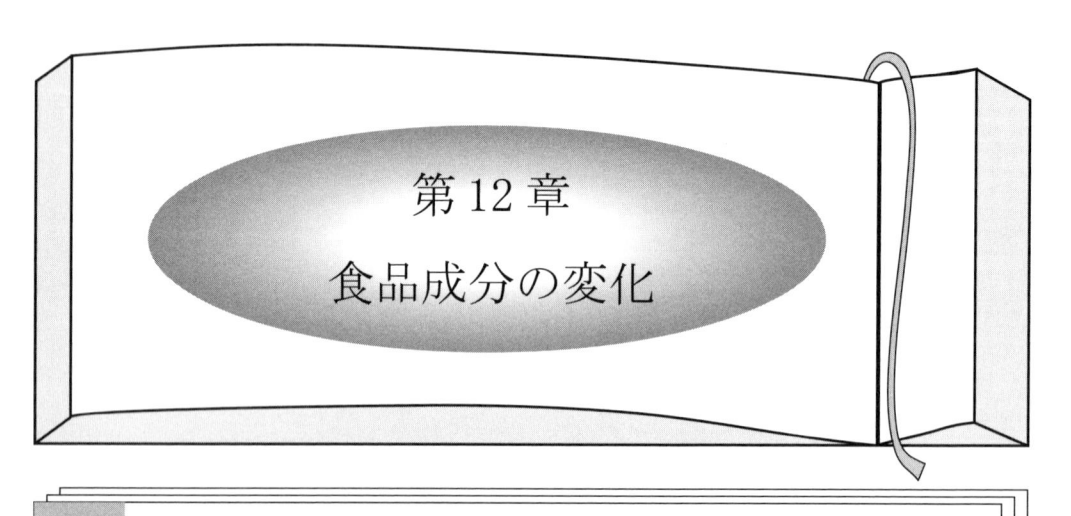

1 脂質の成分変化

脂質は他の食品成分であるタンパク質,糖質などと比べ,不安定で変質しやすい成分である。そのため脂質を多く含む食品は変質しやすく,貯蔵中に不快な臭気や異味を生じたり,変色してしまうことが多くみられる。

脂質の変化は,物理的または化学的な要因が存在する(図12-1)。この反応は光や熱,酸素,金属などの化学的な要因によって促進され,これを酸敗や変敗という。

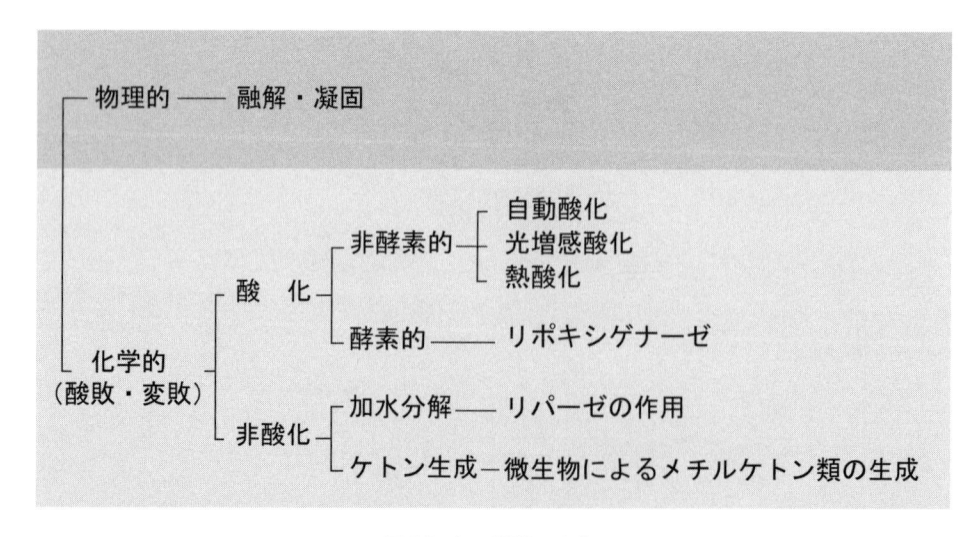

```
           ┌ 物理的 ── 融解・凝固
           │
           │              ┌ 非酵素的 ┬ 自動酸化
           │         ┌ 酸 化        ├ 光増感酸化
           │         │              └ 熱酸化
  化学的 ──┤         │
 (酸敗・変敗)        └ 酵素的 ── リポキシゲナーゼ
           │
           │         ┌ 加水分解 ── リパーゼの作用
           └ 非酸化 ─┤
                     └ ケトン生成 ─ 微生物によるメチルケトン類の生成
```

図12-1 脂質の変化

2 脂質酸化の機構

(1) 自動酸化

植物油や落花生などのナッツ類など脂質を多く含む食品を空気中に放置しておくと，脂質の酸化が進行し不快な異臭を放つ。これは脂質の自動酸化によるものである。自動酸化とは，油脂の不飽和脂肪酸に空気中の $^3O_2$（三重項酸素）が結合する反応でる。

自動酸化の反応はラジカル連鎖反応として進行し，開始反応，成長反応，停止反応の3段階がある。

①開始反応

HO・などのラジカル（X）や紫外線，放射線などによって，不飽和脂肪酸（RH）から水素原子を引き抜かれ，不飽和脂肪酸ラジカル（R・）が生じる。

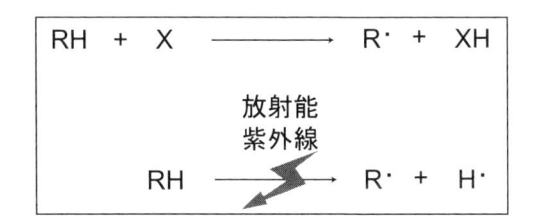

$$RH + X \longrightarrow R\cdot + XH$$

$$RH \xrightarrow{放射能\ 紫外線} R\cdot + H\cdot$$

②成長反応

開始反応で生じた不飽和脂肪酸ラジカルが $^3O_2$ と反応して脂質ペルオキシラジカルとなる。この脂質ペルオキシラジカルは，他の不飽和脂肪酸から水素原子を引き抜くことで，自らはヒドロペルオキシドとなり安定化する。このヒドロペルオキシドを一次生成物という。生じたラジカルがさらに新しいラジカルを誘導する。

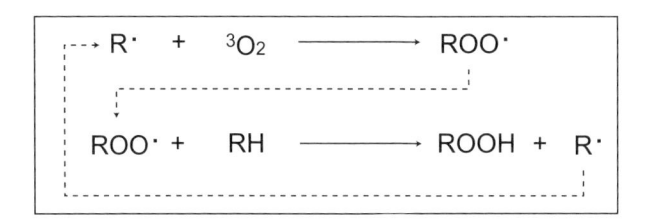

$$R\cdot + {}^3O_2 \longrightarrow ROO\cdot$$
$$ROO\cdot + RH \longrightarrow ROOH + R\cdot$$

③停止反応
　成長反応が進行しラジカルが増加するなかで，ラジカル同士が反応し非ラジカルになることで反応が停止する。この反応を停止反応という。

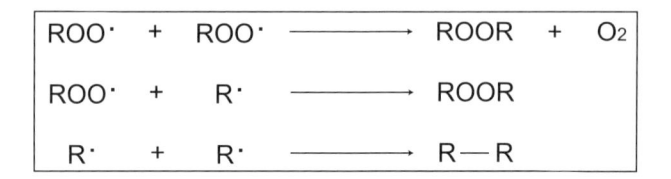

```
ROO· + ROO·  ──→  ROOR + O₂
ROO· +  R·   ──→  ROOR
 R·  +  R·   ──→  R─R
```

＊二重結合に挟まれたメチレン基が水素の引抜きを受けやすい。このため，二重結合の多い油脂ほど酸化されやすい。

　ラジカルの反応がさらに進行することで，アルデヒドやケトンなどのカルボニル化合物やアルコール類，酸が生成する。これを二次生成物という。二次性生物は酸敗臭の原因となり，これを摂取した場合，下痢や嘔吐を引き起こし人体に悪影響を及ぼす。

(2) 光増感酸化

　クロロフィル，リボフラビン，食用色素などは可視光を吸収して酸素分子（$^3O_2$）を一重項酸素（$^1O_2$）に励起する作用をもつ。そのため，これらの色素が食品中に存在する場合，生成した$^1O_2$が脂質を酸化して反応が進行しヒドロペルオキシドが生じる。この酸化機構を光増感酸化という。

(3) 熱酸化

　揚げ物や炒め物など高温加熱時に進行する酸化を熱酸化という。熱酸化は，高温加熱時によって油脂が酸素にさらされることから，飽和脂肪酸でも酸化が進行する点が自動酸化や光増感酸化と異なる。また，ヒドロペルオキシドは100℃以上では分解されてしまうため，ヒドロペルオキシドの蓄積は起きない。熱酸化は，泡立ち，粘度増加のほか酸やアルコール，アルデヒドの生成を引き起こす。

(4) 酵素的酸化

　リポキシキナーゼは植物に存在し，不飽和脂肪酸を酸化する酵素である。特に豆類やトマト，ナスなどに多く含まれている。リポキシキナーゼは，リノール酸やα-リノレン酸などのペンタジエン構造をもつ不飽和脂肪酸に酸素分子を付加してヒドロペルオキシドを生成する。酵素的酸化を防止する方法として，ブランチングによる酵素失活などがある。

3　酸化の測定法

　脂質の酸化の進行状態を，一次生成物，二次生成物の量を測定することで知ることができる（表12-1）。

表12-1　脂質酸化の測定法

名称	定義	内容
過酸化物価 (peroxide value : PV, POV)	脂質1 kgに含まれるヒドロペルオキシドのmg当量数。	一次生成物であるヒドロペルオキシドにヨウ化カリウムを反応させ生成したヨウ素量から，ヒドロキシペルオキシドの量を求める。脂質の酸化状態を知ることができる。
カルボニル価 (carbonyl value : CV)	脂質1 kgに含まれるカルボニル化合物のmg当量数。二次生成物である	脂質の酸敗臭や味の低下の原因となる二次生成物であるカルボニル化合物を測定し，油脂の酸敗の指標とする。
チオバルビツール酸価 (thiobarbituric acid value : TBA value)	マロンジアルデヒドをチオバルビツール酸などが反応し生成する赤色色素を測定する。	感度が高く，脂質を抽出する必要性がないので，組織中の脂質酸化の測定にも用いられる。

4　酸化防止法

　脂質の酸化を促進する因子として次のようなものがある。

①酸素
　酸素は酸化の直接の原因となる物質である。酸素と食品の接触を低減させるために，真空包装や不活性ガス（窒素ガスなど）充填，食品を酸素透過性の低い容器に保存し，脱酸素剤などを使用する。
②光
　紫外線や放射線は自動酸化の原因となり，可視光は光増感酸化の原因となる。食品を光から遮断して保存することで，これらの因子を取り除く。
③温度
　酸化反応は高温であるほど促進される。食品を冷蔵保存することで抑制できる。

④金属
　鉄や銅などの遷移金属イオンは，酸素の活性化やラジカル生成を触媒する。キレート剤を用いることで抑制できる。

⑤リポキシナーゼ
　リポキシナーゼによって酵素的酸化が進行する。ブランチングを行うことで酵素を失活させることができる。

　その他の因子として，油脂中の不飽和脂肪酸の含量が関係する。不飽和脂肪酸含量が多いほど，構造中の二重結合が多く，酸化されやすい。また，脂質の酸化を抑制する抗酸化剤も酸化防止に用いられる。

5　ビタミンの酸化

12-5

　レチノール（ビタミンA）やアスコルビン酸（ビタミンC），トコフェロール（ビタミンE）といった一部のビタミン類は，構造に二重結合をもつため酸化されやすい（表12-2）。

表12-2　酸化されやすいビタミン

種類	内容
レチノール（ビタミンA）	油脂に易溶であるため，脂質酸化と共役酸化される。プロビタミンであるカロチノイドは活性酸素と反応し，分解，脱色される。
アスコルビン酸（ビタミンC）	酵素酸化，および金属イオンの共存下で非酵素的酸化を受ける。酵素的酸化は65℃以上の加熱処理によって，また，非酵素的酸化はSO_2の密閉処理によって抑制することができる。
トコフェロール（ビタミンE）	ラジカル捕捉，活性酸素消化作用をもつ抗酸化剤であり，過酸化脂質と反応することでその抗力を失う。

6　脂質の酸化とその影響

12-6

　食品に含まれる脂質が酸化することによって，脂質の品質が低下する。しかし，脂質の酸化はそれを摂取する動物にも影響を与える。酸化による脂質の変化とその影響を以下に示す。

① 異味・異臭の発生および粘度の増加や着色現象
　　異味・異臭が生じることで，食品の品質は大きく低下する。また，粘度の増加によって食感等が変化し，着色現象は食品の外観を悪化させることで，食品の品質を低下させてしまう。
② 毒性を示す成分の生成
　　栄養性が劣化するだけでなく，摂取した動物の成長を阻害するなどの影響が生じる。脂質の酸化によって生じる毒性物質として，ヒドロペルオキシドやカルボニル化合物誘導体が挙げられる。
③ ビタミンやアミノ酸，タンパク質の損傷
　　ビタミンやアミノ酸，タンパク質の機能低下が生じる。損傷を受けやすいアミノ酸として，メチオニン，システイン，シスチン，トリプトファンが挙げられる。
④ 過酸化脂質によるタンパク質の重合反応
　　タンパク質が正常な機能を果たせなくなることにより本来の機能が低下する。また，タンパク質の消化性や溶解性の低下，褐変反応などにより，食品の栄養性や品質が低下する。
⑤ 生体膜を構成する不飽和脂肪酸の酸化
　　生体膜の機能が低下し，細胞や組織に障害を引き起こす。

＊生体内の活性酸素や過酸化脂質は，トコフェロール，アスコルビン酸，グルタチオンなどの生体内抗酸化因子によって消去される。

7　タンパク質の変性

　タンパク質は種類によって様々な高次構造をもち，様々な性質・機能を発揮している。しかし，それらの性質・機能は温度や振動などの化学的・物理的要因により，非可逆的・可逆的に破壊されてしまう。これをタンパク質の変性という。タンパク質は様々な要因によって変性し，その結果構造変化を起こして諸性質が変化する（図12-2）。食品の中には，タンパク質の変性を利用したものも多く存在する。

12-7

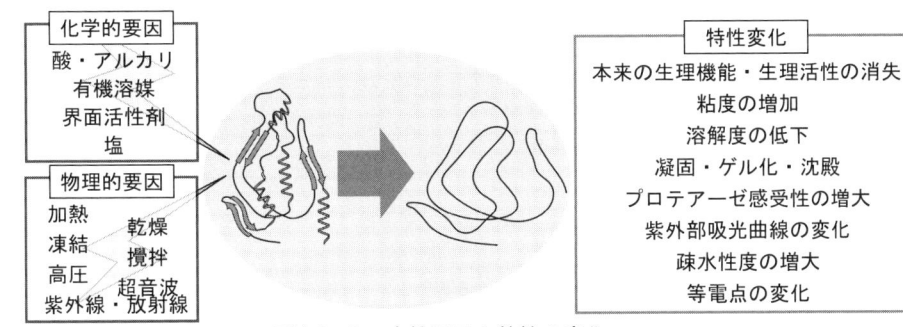

化学的要因
　酸・アルカリ
　有機溶媒
　界面活性剤
　塩

物理的要因
　加熱　乾燥
　凍結　攪拌
　高圧　超音波
　紫外線・放射線

特性変化
　本来の生理機能・生理活性の消失
　粘度の増加
　溶解度の低下
　凝固・ゲル化・沈殿
　プロテアーゼ感受性の増大
　紫外部吸光曲線の変化
　疎水性度の増大
　等電点の変化

図12-2　変性要因と特性の変化

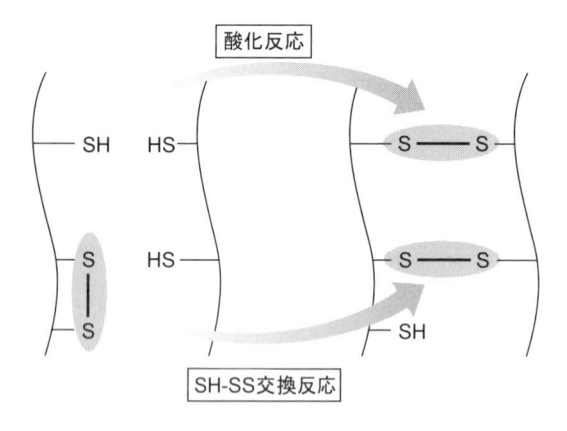

（1）タンパク質の酸化

タンパク質の酸化として，タンパク質を構成するシステイン残基のSH基がジスルフィド結合を形成するという特徴的な変化がある（図12-3）。ジスルフィド結合はタンパク質の立体構造形成において，非常に重要な役割をもつ。

例えばパンを作るとき，生地の物性にジスルフィド結合が大きく関与する。酸化しジスルフィド結合が形成されることで粘弾性が生まれる。そのため挽きたての粉からは良いパンができず，放置する，または，酸化剤を少し添加することで酸化したものから良いパンができる。

図12-3 ジスルフィド結合の形成

（2）アルカリによるタンパク質の変化

＊リシノアラニンはアルカリ条件下で加熱した際に顕著に生成されるが，加熱のみでも生成される。

長時間アルカリにさらすとタンパク質に変化が起こる。立体構造の変化，アミノ酸残基の破壊，ジスルフィド結合による架橋などが加工工程で起こっている可能性がある。一般にpH 9以下での処理が多い。食品のアルカリ処理によるタンパク質の変性で問題となるものとして，リシノアラニンの生成が挙げられる。リシノアラニンとは，シスチン残基から生成したデヒドロアラニンとリジン残基とが反応して生じる残基である。これが生成すると有効性リジンの数が減少してしまい，栄養価が低下することとなる。

（3）加熱によるタンパク質の変化

＊還元糖が共存する中で長時間加熱した場合，アミノ・カルボニル反応によって必須アミノ酸が修飾され栄養価が低下することもある。

食品の加工において，加熱処理は「焼く・蒸す・油で揚げる」といった方法があるように，非常によく使われる。加熱処理によりタンパク質を変性させることで，食品のタンパク質が消化酵素の作用を受けやすくなり，栄養価の向上につながる。

8 糖質の変化

糖質の加熱変化の代表的なものとしてデンプンの糊化と老化があるが，糊化と老化については第4章を参照されたい。また，カラメル化については，第11章を参照されたい。

第13章 成分間反応

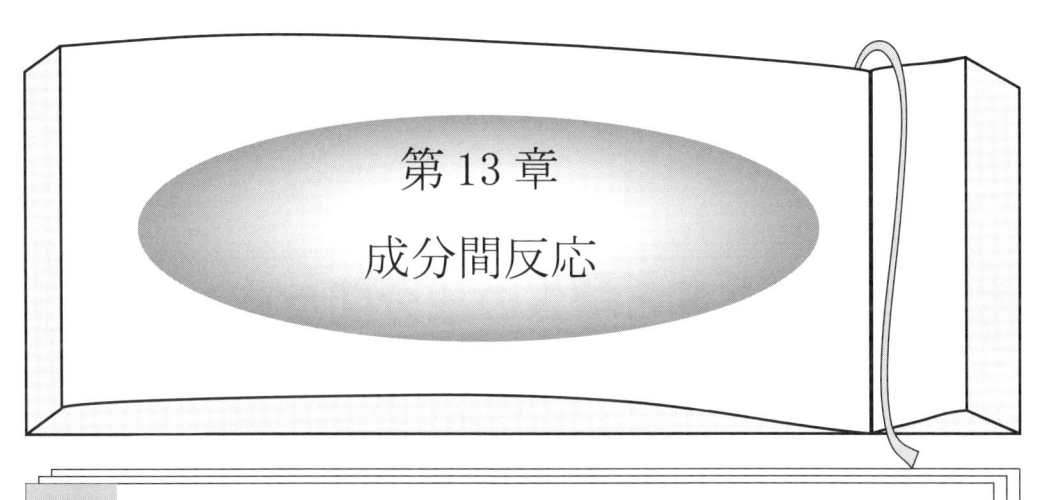

1 金属が関わる成分間反応

　食品中の金属は，主に組織の構成成分として存在しており，カルシウムやリン，マグネシウムは骨などの，また，鉄やリン，硫黄はリン脂質やタンパク質などに結合して細胞膜や筋組織の構成成分として機能している。このほかにも，金属は様々な作用を食品に与えている。

（1）色調の保持
　アントシアン色素やフラボノイド色素などは金属イオンとキレートを形成する。これによって食品の色調が安定化する。ナスの漬物を作るときに鉄くぎを一緒に入れるのも鉄イオンを加えるためである（図13-1）。

13-1

＊きんぴらや栗きんとんを作るときに入れる焼ミョウバンもアルミニウムイオンを加えるためである。

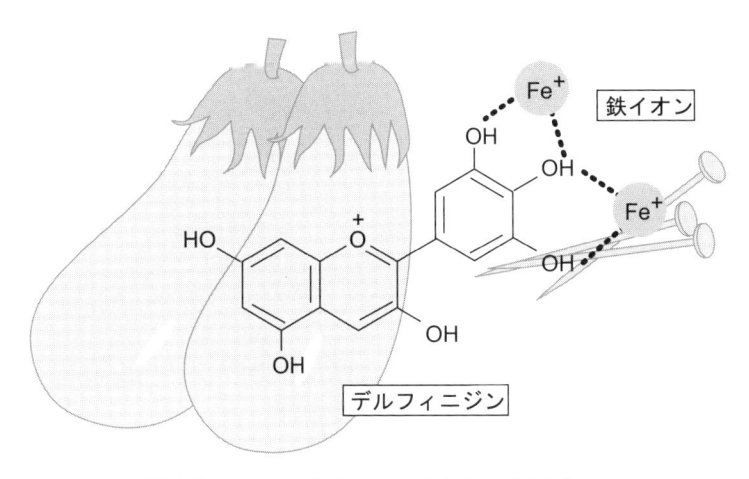

図13-1　アントシアニンのキレート形成

(2) 高分子の架橋形成

金属イオンが高分子間の架橋形成に関与して,高分子の立体構造を安定化する(第7章参照)。

2 タンパク質と糖質の成分間反応

13-2

食品の加工で,タンパク質の構造や安定性に糖質が関与する場合が多い。食品中のタンパク質と糖質の成分間変化として代表的なものを以下に述べる。

(1) 練り製品の弾性補強

はんぺんやちくわ,かまぼこといった魚肉すり身による練り製品の弾力を補強するのにデンプンが用いられる。デンプンは加熱されることで糊化し,魚肉中のタンパク質の間を埋めるようにして接着させるためである(図13-2)。

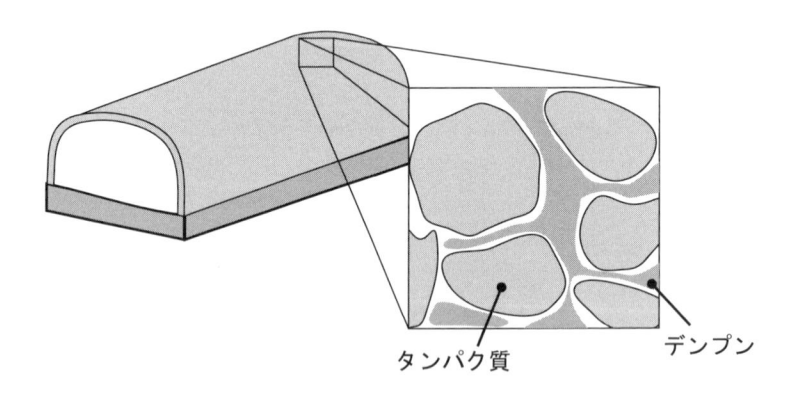

＊デンプンが添加されることで練り製品に加えることのできる水の量も増すことから,デンプンは増量剤ともなる。

図13-2 デンプンによる弾性補強

(2) 冷凍液卵,乾燥卵のゲル化防止

10%のショ糖,5%の食塩を加えて凍結した冷凍液卵は,解凍しても生卵とほぼ同じ流動性,泡立ち性をもっている。これは,タンパク質と糖質の反応によりゲル化が防がれるためである。

3　デンプンと脂質の成分間反応

(1) デンプンに含まれる脂質

　デンプンの成分はアミロースとアミロペクチンだが,デンプンに含まれる脂質は主にアミロースと複合体を形成している。穀類中のデンプンに含まれる脂質は比較的多く（米：0.6～1.3%, 小麦：0.8～1.2%, とうもろこし：0.6～0.8%）, 脱脂することで吸水性や膨潤性, 糊化温度が低下する（図13-3）。

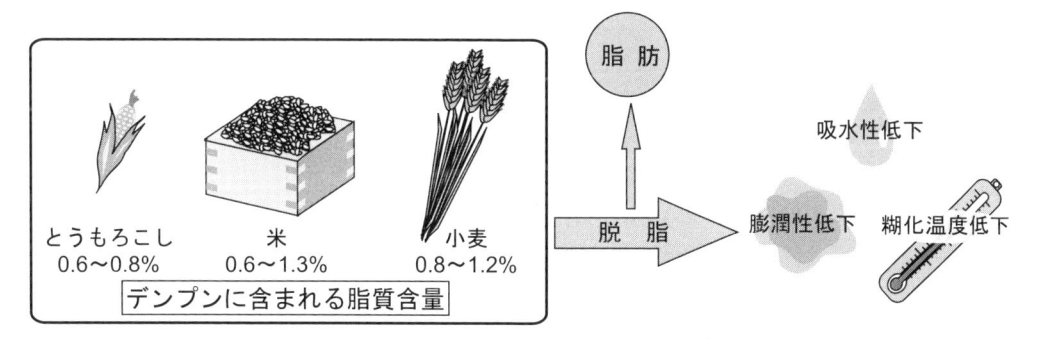

13-3

＊米の場合, 遊離脂肪酸が存在すると古米化が起き, デンプンなどの成分が劣化することで炊飯性が悪化する。

図13-3　デンプンの脱脂による影響

(2) 老化の抑制と脂質

　モノグリセリドや脂肪酸のショ糖エステルはアミロースとラセン複合体を形成することで老化を抑制する。これはパンやケーキなどの製造に用いられている。

4　タンパク質と脂質の成分間反応

(1) グルテンと脂質

　手延べそうめんは, その製造工程においてめんに綿実油を塗布しながら細く引き伸ばされる。その後, 乾燥され梅雨明けまで貯蔵される。高温多湿な梅雨の間に, リパーゼの作用で遊離した脂肪酸とグルテンとが結合することで, そうめんに油臭さも残らずに粘弾性が生まれ, こしのある製品に仕上がる（図13-4）。

13-4

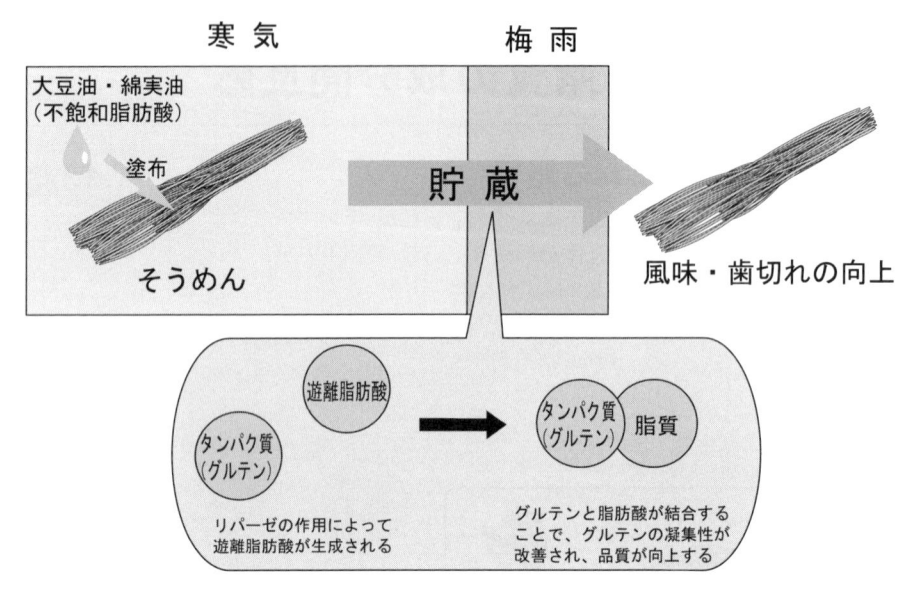

図13-4 そうめん製造におけるグルテンと脂質の相互作用

（2）過酸化脂質との反応

脂質の酸化により生成するフリーラジカルはアミノ酸側鎖残基を攻撃し，タンパク質の劣化をもたらす。活性のあるタンパク質は不活性化され，食品では硬さや舌ざわりが変わり，褐変も起こる。

①一次生成物の反応

脂質ペルオキシラジカル（ROO・）またはアルコキシラジカル（RO・）といったフリーラジカルとタンパク質（PH）が反応すると，タンパク質のラジカル（P・）が生成する。タンパク質ラジカルは，さらに重合し，溶解度が減少して不溶化する。乾燥状態ではタンパク質重合よりはペプチド鎖切断による低分子化が進行しやすい。

②二次生成物の反応

アルデヒド類やケトン類（二次生成物）は，アミノ酸側鎖を化学変化させるので，タンパク質の不活性化と不溶化を引き起こす。また，リシンの減少など，栄養価の低下につながる。

$$ROO\cdot + PH \longrightarrow P\cdot + ROOH$$
$$RO\cdot + PH \longrightarrow P\cdot + ROH$$
$$P\cdot + P\cdot \longrightarrow P-P$$

ROO・：脂質ペルオキシラジカル
RO・：アルコキシラジカル
PH：タンパク質
P・：ラジカル

③栄養価の低下
　ⅰ）ラジカルとよく反応するアミノ酸残基部分はトリプトファン，リシン，ヒスチジン，アルギニン，シスチン，システインである。この結果，必須アミノ酸のトリプトファンやリシンが減少し，栄養価が低下する。
　ⅱ）重合化タンパク質はプロテアーゼ消化を受けにくいので，栄養価の低下につながる。

5　タンパク質とタンニンの成分間反応

　果汁飲料中に沈殿物が生じることがある。これは果皮中の高分子タンニンとタンパク質の結合である。この結合は，タンパク質のアミド結合とタンニンのフェノール性水酸基との水素結合で可逆的である。清酒の混濁（しろおり）を防止することは，この現象を工業的に利用した例として有名であり，カキタンニンにより清酒原酒中の酵素タンパク質を変化させる。

13-5

6　加熱香気の生成と成分間反応

　食品を加工や調理のために加熱した際の，独特の香ばしい匂いを加熱香気という。コーヒーやチョコレート，キャラメルやパンの香気は加熱香気である。この加熱香気が生成する主要な反応は，アミノ・カルボニル反応，糖やアミノ酸の加熱分解などである。

13-6

（1）アミノ・カルボニル反応による生成

　アミノ・カルボニル反応は食品の非酵素的褐変ばかりでなく，加熱香気の形成上も重要な役割をしている。アミノ・カルボニル反応中間産物の生成を形成段階別，化合物別にみていくことにする（図13-5）。

①アミノ・カルボニル反応中間産物および副産物の生成
　ⅰ）フルフラール類
　　　大部分は糖の1,2-エノール化を経て，酸触媒による脱水反応で生成する。

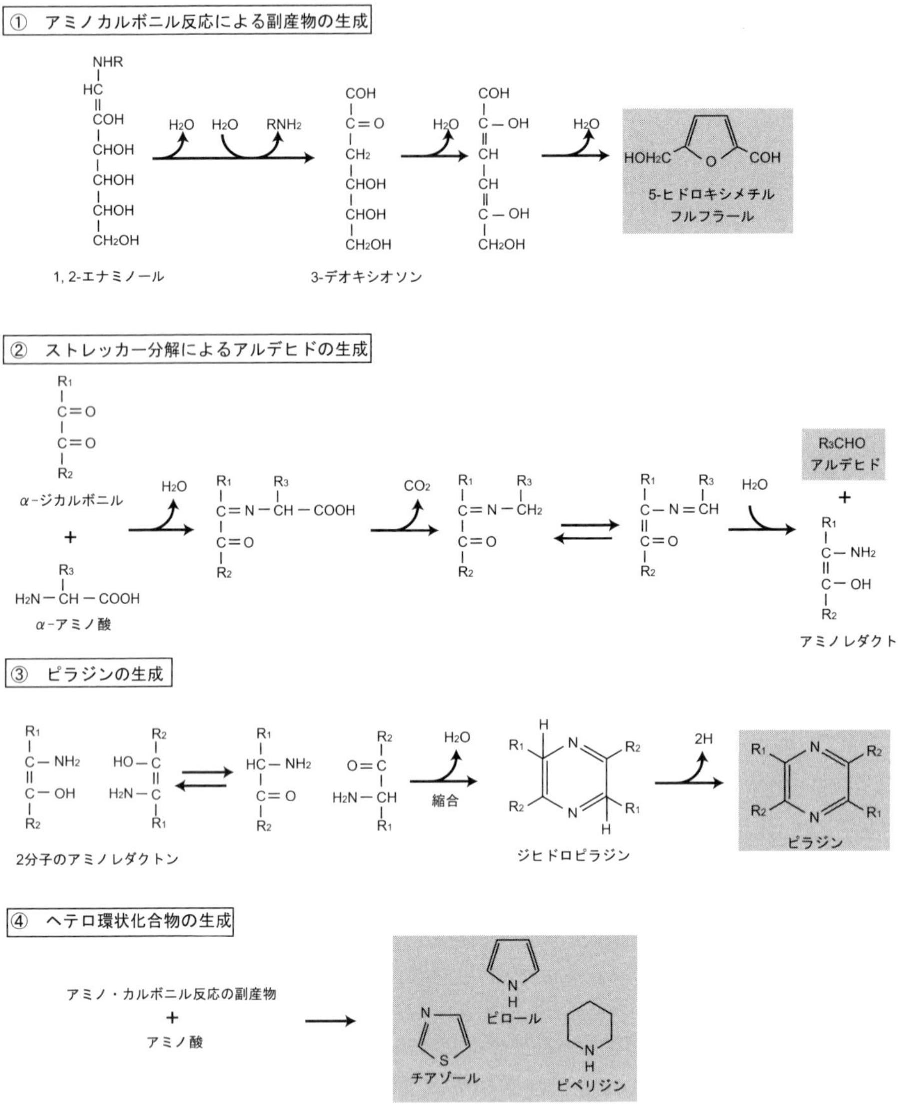

図13-5　加熱香気の生成反応

ⅱ) ピロールアルデヒド
　　アマドリ転位化合物の1,2-エナミノールから，3-デオキシオソンを経てホルミルピロール（ピロール-2-アルデヒド誘導体）が生成する。
ⅲ) フラノン
　　2,3-エタノールからメチルジケトン中間体（1-デオキシオソン）を経て3-フラノン類が生じる。
　　また，アンモニア，硫化水素のガスも生成する。

②ストレッカー分解によるアルデヒド類の生成
　　アミノ・カルボニル反応の中間体のひとつであるα-ジカルボニル化合物とα-アミノ酸は反応し、その結果、α-アミノ酸は酸化的脱炭酸によって炭素数の1個少ないアルデヒドとなり、独特の香りを与える。もう一つの生成物はエナミノール化合物である。
③ピラジンの生成
　　ストレッカーの分解によって生成したエナミノール化合物（アミノレダクトン）は，2分子が縮合・還化して，ピラジン類を生成する。この物質は加熱食品に焙焼香を与える。
④ヘテロ環状化合物の生成（ピロール，ピロリジン，ピロリン，ピロジン，チアゾール）
　　①で生成したフルフラールなどフラン誘導体とアミノ酸などと反応して硫黄や窒素を含むヘテロ環状化合物を生成する。これらの誘導体は食品にナッツ様やパン様の香気を付与する。

（2）糖の加熱分解による生成

　糖や濃い糖溶液を100℃以上に加熱するとカラメル化反応が起こり、褐変とともに、さまざまな揮発成分が生成しカラメル様の香気を与える。この際、比較的低温ではカラメル様の香気が生成する。生成物は加熱温度や時間などで異なり，糖の加熱分解が進むと揮発性のアルデヒドやケトンが多く生成し，焦げたような臭いになってしまうこともある。
　カラメル様香気を示すものは2,5-ジメチル-4-ヒドロキシデヒドロフラノンなどである。また，ショ糖から生成するシクロテンもカラメル様の香気成分である。このシクロテンはコーヒー，パン，麦茶などに存在する（図13-6）。生成する香気のうち，フルフラール，5-ヒドロキシメチルフルフラール，5-メチルフルフラールは良い香りとはいえない。

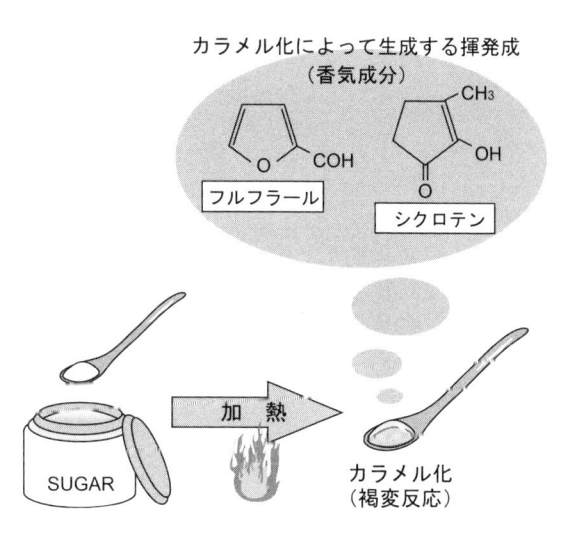

図13-6　カラメル化による香気成分の生成

（3）アミノ酸の加熱分解による生成

　アミノ酸は加熱分解により脱炭酸し、各アミノ酸に特有のアミン類を生成し，さらにアルデヒドやその他の分解物を生じる。しかし、アミンは、普通、悪臭であることが多い。かなり希薄な場合はシステインから生成するアルデヒドはポップコーン様の香りがする。

7　亜硝酸の関与する成分間反応

13-7

*硝酸塩，亜硝酸塩は自然界にも存在し，とくに野菜の葉菜中には多い。

　ハム，ベーコン，ソーセージ製造の塩漬工程において，色調を整えるために硝酸塩や亜硝酸塩が用いられる。また，亜硝酸塩はボツリヌス菌に対する生育抑制効果や，獣臭を消す作用がある。しかし，硝酸塩や亜硝酸塩はほかの食品成分と反応して発ガン性や突然変異性物質を生成する。硝酸塩は貯蔵中に微生物の作用により，また口腔中の微生物の作用により還元されて亜硝酸になる。

(1) 亜硝酸と第二級アミンの反応

　亜硝酸塩は食品中の第二級アミンと酸性条件下で反応し，発ガン性のN-ニトロソアミンを生成する（図13-7）。第二級アミンと亜硝酸塩を含む食品を摂取した場合，胃酸中でN-ニトロソアミンが生成することが考えられる。また，食品中にもppb程度見出されている。

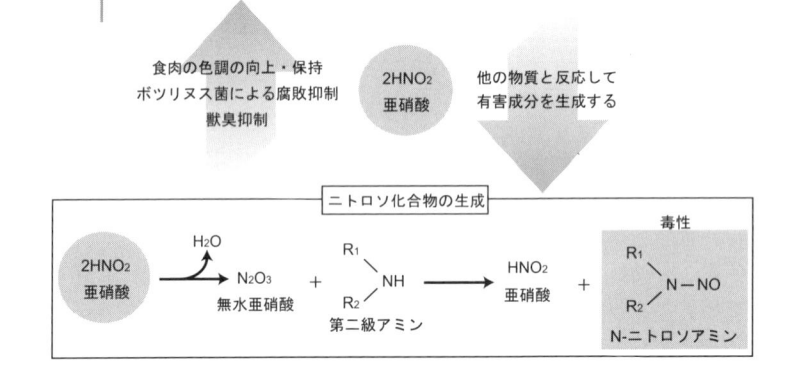

図13-7　亜硝酸の効果とニトロソ化合物の生成過程

(2) 亜硝酸塩とソルビン酸（塩）との反応

　ソルビン酸（塩）と亜硝酸塩が，酸性条件下で反応して，変異原性物性を生成することがあると示唆されている。ソルビン酸は，アミンのニトロソ化反応に対し，アスコルビン酸とともに，抑制作用を示すことが知られている。

(3) 硝酸塩，亜硝酸塩とフェノール化合物との反応

　硝酸塩や亜硝酸塩は，紫外線照射下，BHA，パラオキシ安息香酸ブチルなどといった抗酸化剤として用いられるフェノール化合物と反応し，有害な芳香族ニトロソ化合物を生成する。

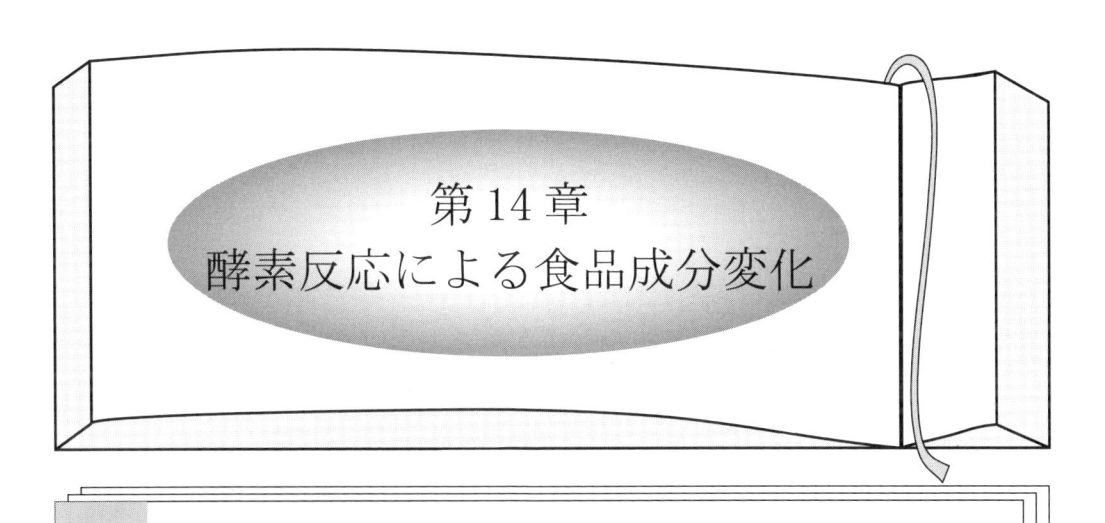

第14章 酵素反応による食品成分変化

1 糖質と酵素

(1) アミラーゼ

　植物の貯蔵デンプンの一部は，貯蔵中にマルトースとデキストリンに分解される。さつまいもが貯蔵中に甘味を増すのは，甘味をもつマルトースが増加するためである。また，電子レンジ加熱に比べて，ゆっくりと加熱される石焼きいもが甘いのも，加熱の間に，アミラーゼが作用してマルトース，グルコース量が増えるためである（図14-1）。

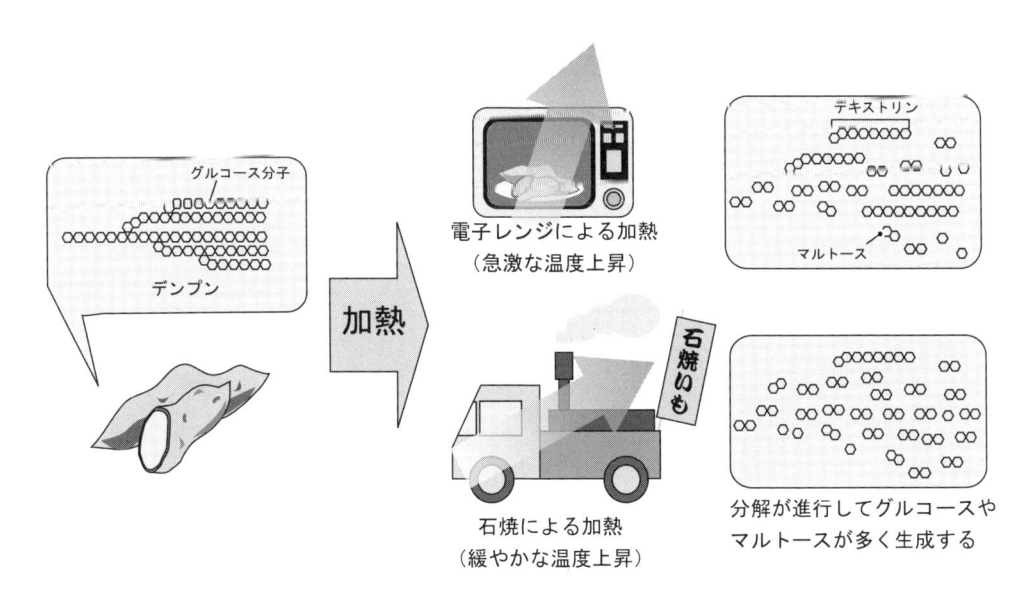

14-1

図14-1　熱の上昇速度によるデンプンの分解性の差異

パン製造時に添加されるα-, β-アミラーゼは, パン酵母の消費する糖（マルトース, グルコース）の生成に重要であるが, パン生地の物性の改良にも有効である。デンプンの一部が分解されることで, パンのキメの細やかさなどのテクスチャーが改良され, 同時にパン保存中の硬化防止（老化防止）もできる。

(2) グルコースイソメラーゼ

　アルドースであるグルコースにグルコースイソメラーゼを作用させ, 一部をケトースであるフルクトースに異性化し, グルコースとフルクトースの割合がほぼ1：1にしたものを異性化液糖とよぶ（図14-2）。これはスクロースと同等の甘さをもち, 安価で生産でき, 低温でも析出しにくいことから, 清涼飲料水にショ糖の代替用甘味料としてよく使用されている。果糖の含まれる割合が50%未満のものをブドウ糖果糖液, 逆に50%以上のものを果糖ブドウ糖液という。

　蜂蜜の糖組成もグルコースとフルクトースの割合がほぼ1：1である。これは蜂蜜のだ液中のスクラーゼが花の蜜中のショ糖をグルコースとフルクトースに分解するためで, このグルコースとフルクトース, および未分解のショ糖の混液を転化糖とよんでいる。

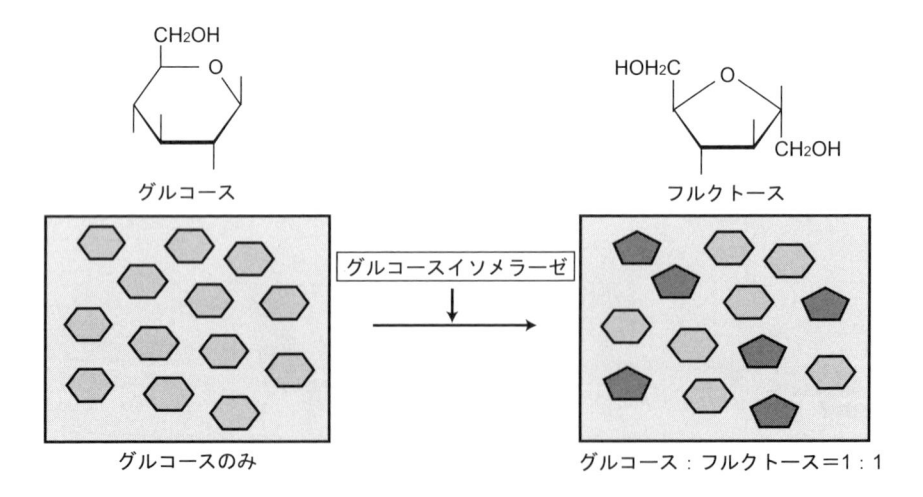

図14-2　グルコースイソメラーゼによる転化

(3) ペクチナーゼ（ペクチン分解酵素）

ペクチンは植物において細胞間の接着に関わる物質である。未熟な果実などでは不溶性（プロトペクチン）であるため硬い。一方，果実は熟すと軟らかくなる。これはペクチンデポリメラーゼ（ポリガラクチュロナーゼ）の作用で，プロトペクチン中のポリガラクチュロン酸の鎖が切られるためと，ペクチンエステラーゼの作用で，メトキシル基がはずれ，水溶化して接着力が低下するためである。両酵素をまとめてペクチナーゼ（ペクチン分解酵素）という（図14-3）。

ペクチンはメトキシル基含有量の多い方が酸と砂糖によりゲル化しやすいので，ジャムやマーマレードをつくるときはやや未熟な果実の方がよい。

天然果汁中ではペクチンにより果肉が混濁状態に保たれている混濁果汁は，ペクチナーゼを失活させ貯蔵中に起こる清澄化を防ぐ。一方，清澄果汁ではペクチナーゼによってペクチンを分解し清澄化する。

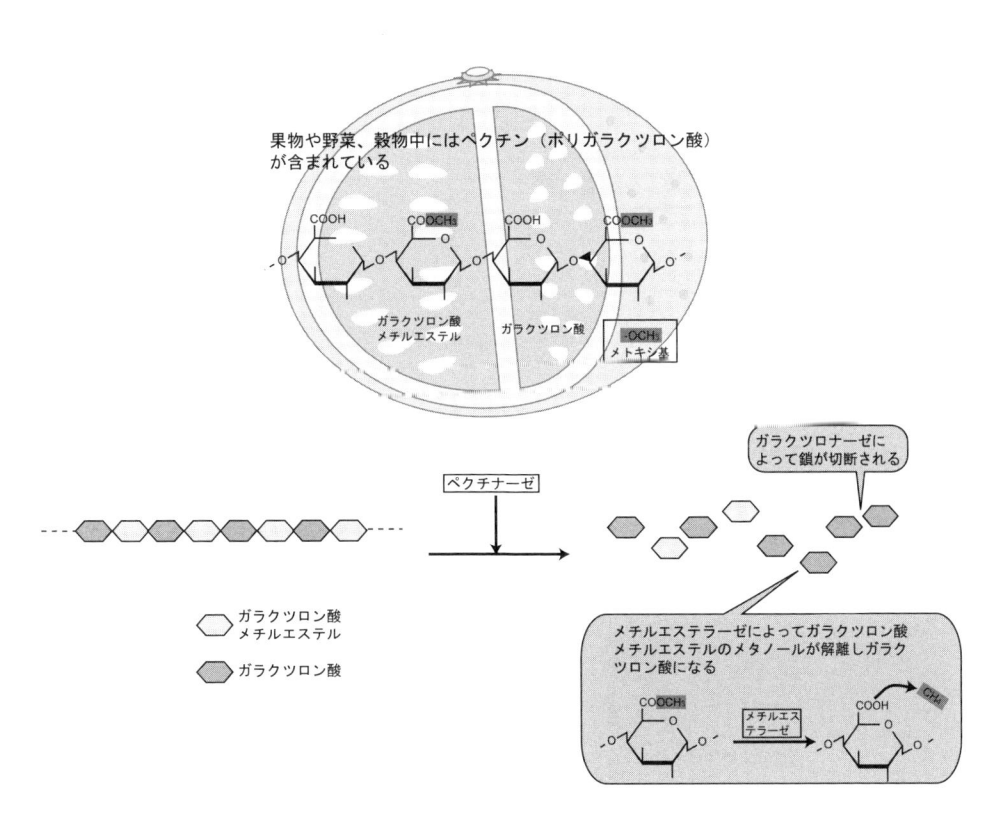

図14-3　ペクチナーゼによるペクチンの分解

2 タンパク質と酵素

(1) プロテアーゼ

14-2

プロテアーゼ(タンパク質分解酵素)はタンパク質やペプチドを加水分解し,低分子ペプチド,アミノ酸に変える。このため,構造タンパク質の分解による食品物性の変化,さらに味,香りの変化が起こる。また,アミノ・カルボニル反応など二次的変化を受けやすくなる。タンパク質を基質として分解するプロテアーゼと,ペプチドを基質として分解するペプチダーゼとに分類できる(図14-4)。

たとえば,獣肉では,熟成中にプロテアーゼの作用で呈味性をもった低分子ペプチドやアミノ酸の増加が起こり,風味が増す。逆に,すけとうだらではアクトミオシンが分解され,軟化しすぎて品質が劣化する。ほかにプロテアーゼ作用の大きいものは,味噌,醤油,チーズ,納豆,くさや,塩辛などタンパク質性発酵食品である。

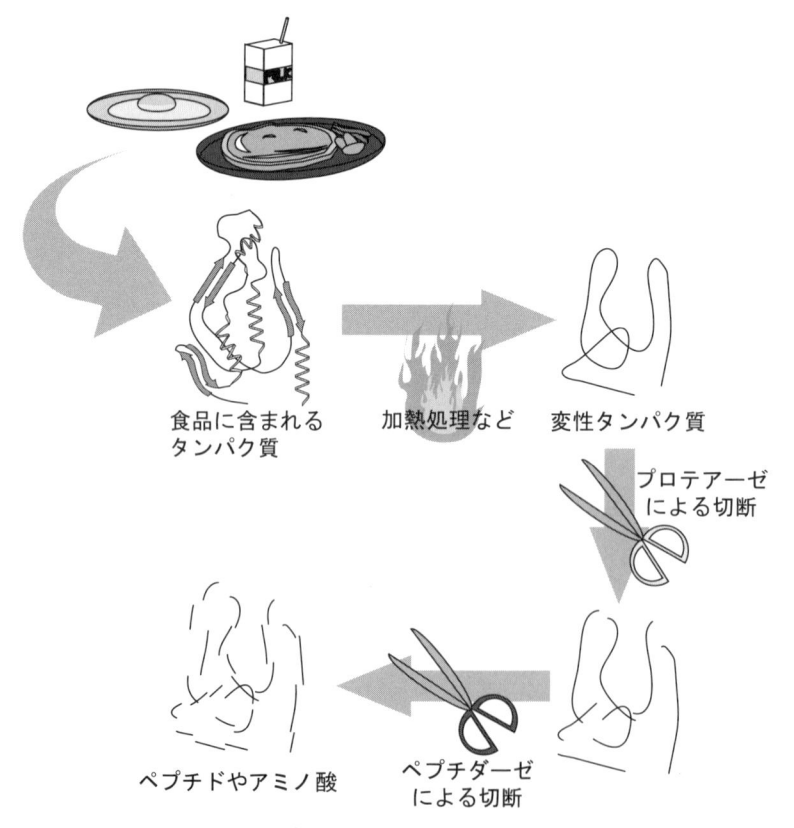

図14-4　ペプチダーゼによるタンパク質分解

① 天然系調味料の製造
　アミノ酸・エキス系の天然調味料が広く利用されている。食肉加工や魚肉加工によって副生する未使用タンパク質をプロテアーゼで加水分解することで，旨味を中心とする調味料を生成するもので，未利用タンパク質の有効利用といえる。

② チーズと凝乳酵素
　牛乳にスターター（乳酸菌）とともにレンネットを作用させ，凝固させ，さらに熟成させてチーズが作られる。レンネットの主成分は凝乳酵素のキモシン（レンニン）である。キモシンはプロテアーゼの一種で，子牛の第4胃から抽出・調整する。カゼインミセルを形成しているκ-カゼインに作用してパラκ-カゼインを生じる。パラκ-カゼインは他のカゼイン画分とともにカルシウムと結合し，分子量が増大するため不液化，凝固すると考えられる。この不溶物をカードという。最近では，微生物や植物由来の凝乳酵素も使われている。

3　脂質と酵素

(1) リポキシゲナーゼ

　リポキシゲナーゼは，大豆をはじめ広く植物性食品に存在し，不飽和脂肪酸を酸化する酵素である。この酵素はリノール酸，リノレン酸，イコサペンタエン酸などシス型の二重結合にはさまれたメチレン基をもつ1,4 ペンタジエン（$-CH=CH-CH_2-CH=CH-$）を酸化してヒドロペルオキシドを生成する。

　また，生成したヒドロペルオキシドからヒドロペルオキシド分解酵素により青草臭の原因物質のヘキサナールやヘキセナールが生成するので，豆乳や冷凍大豆の青草臭として問題となる。

(2) リパーゼ

　リパーゼが作用すると脂肪酸が遊離する。特に脂肪酸が炭素数の少ない低級脂肪酸の場合は，これが悪臭をもつため，食品の劣化につながることが多い。

　リパーゼはもともと食品に含まれていた場合も多いが，汚染微生物のリパーゼによる酸敗臭として現れることも多い。逆に，乳製品を中心にリパーゼによる香気成分の付与改善も行われている。

14-3

＊生成物のヒドロペルオキシドはカロテンを酸化して退色させるので積極的利用法として，パンの漂白剤としてのリポキシゲナーゼの添加がある。

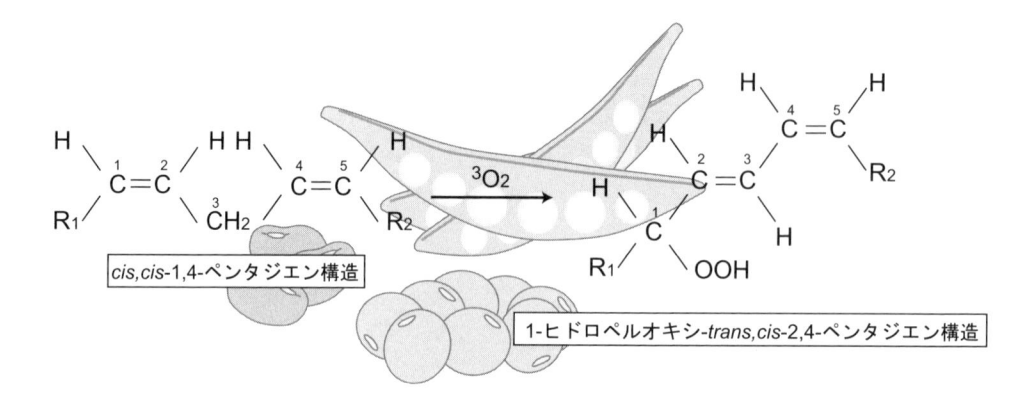

図14-5 青草臭の生成

4 核酸と酵素

　5'-イノシン酸は畜肉や魚肉中において，ATPから生成するAMPにAMPデアミナーゼが作用して生成され，畜肉中のアミノ酸やペプチドとの相互作用により，熟成肉の味を向上させる。魚肉の場合，死後数時間で5'-イノシン酸量はピークに達し，それ以降は減少する。

　産業的には，酵母から抽出した核酸（RNA）をヌクレアーゼ（5'-ホスホジエステラーゼ）でヌクレオチドに分解し，これを精製している（5'-イノシン酸の場合はさらにデアミナーゼを作用させる）。グルタミン酸ナトリウムと相乗効果をもつので，数％程度混合させて複合調味料として市販されている。

5 酵素による呈味性の変化

（1）ミロシナーゼ

　わさび，からし，西洋わさびをすりおろしたり，練ると辛味がでてくる。これは細胞の破壊により，ミロシナーゼが遊離し，これがシニグリンを分解し，揮発性のからし油，アリルイソシアネートを生成するためである。

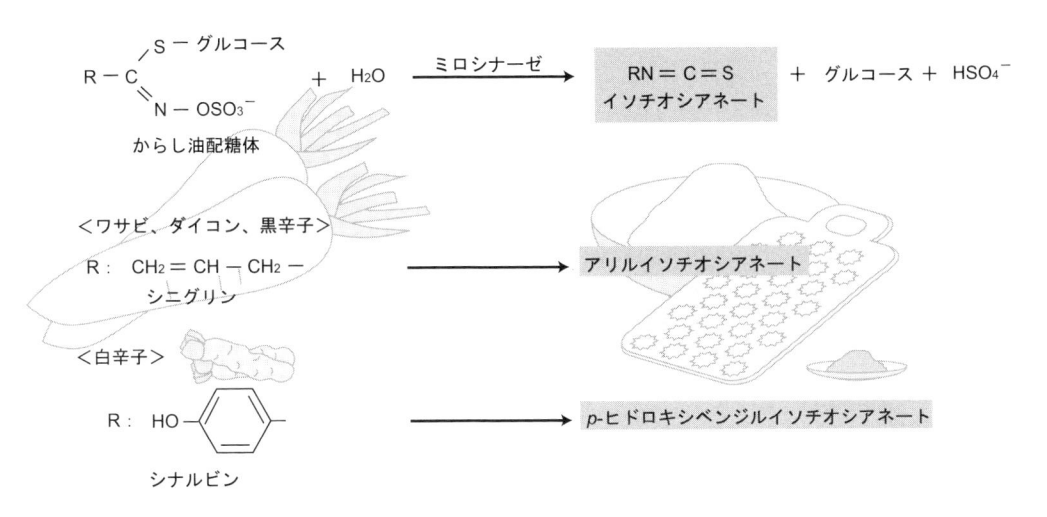

第14章　酵素反応による食品成分変化　121

図14-6　辛味成分の生成

(2) アリイナーゼ

　ねぎ類（たまねぎ，にんにく，らっきょう，にら，ねぎなど）の鱗茎や葉を切断すると，ねぎ類特有のフレーバーが発生する。このフレーバーの主体は揮発性含硫化合物である。これは，アリイナーゼによって細胞内の前区体アルキルシステインスルフォキシドからスルフェン酸を経てチオスルフォネートが生成し，チオスルフォネートがさらに分解され，ジスルフィドなどネギ類に特有のフレーバーが生成することによる。

　にんにくでは，前駆体はアリインといわれ，アリイナーゼによってアリシンを経て，にんにく特有の臭気成分ジアリルジスルフィドが生成する。アリシンはにんにくの抗菌性物質であり，また，ビタミンB_1と反応して，脂溶性ビタミンB_1誘導体のアリチアミンを生成する。

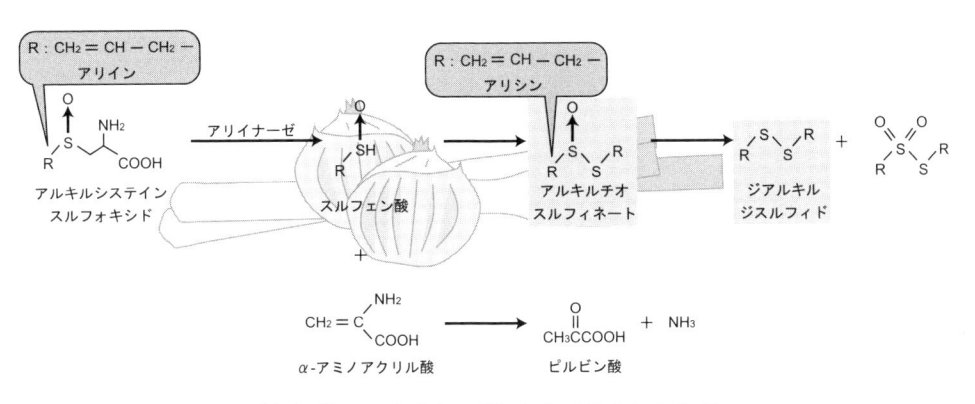

図14-7　アリイナーゼによるアリシンの生成

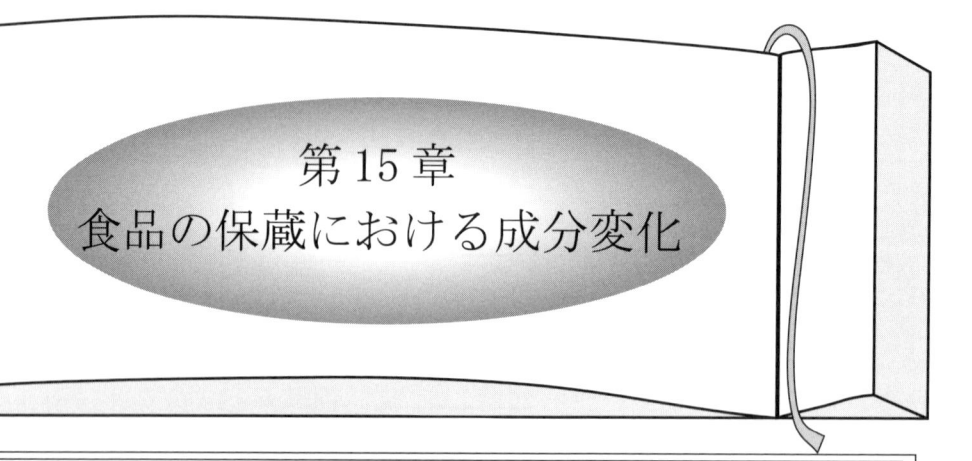

第15章 食品の保蔵における成分変化

1 食品の保蔵法

15-1

（1）食品保蔵法の概略

　食品の保蔵は，食品の品質を低下させず，一定期間保存するために行われる。しかし，全ての食品を少しも変質させずに保蔵することは困難である。しかしながら，栄養価の低下を極力さけ，嗜好性を保ち，衛生的に安全度の高い食品を確保することが必要不可欠である。食品保蔵中の品質低下に関与する要因として次の点が挙げられる。

　①微生物によるもの。
　②食品成分相互間の反応あるいは食品成分との反応
　③食品自体の酵素による変化

　これらを原因とした品質低下を防ぐことが食品の保蔵であり，次のような原理・方法が行われる。

　①微生物や酵素の殺菌あるいは不活性化
　　ⅰ）加熱，放射線照射，殺菌剤などによる処理
　　ⅱ）紫外線および超音波による処理
　　ⅲ）包装（微生物の二次汚染防止，常温保存が可能）
　②微生物の生育あるいは酵素反応の進行阻止
　　ⅰ）低温処理（冷蔵，冷凍）
　　ⅱ）脱水，乾燥，塩蔵および糖蔵
　　ⅲ）防腐剤の添加
　　ⅳ）気相の置換

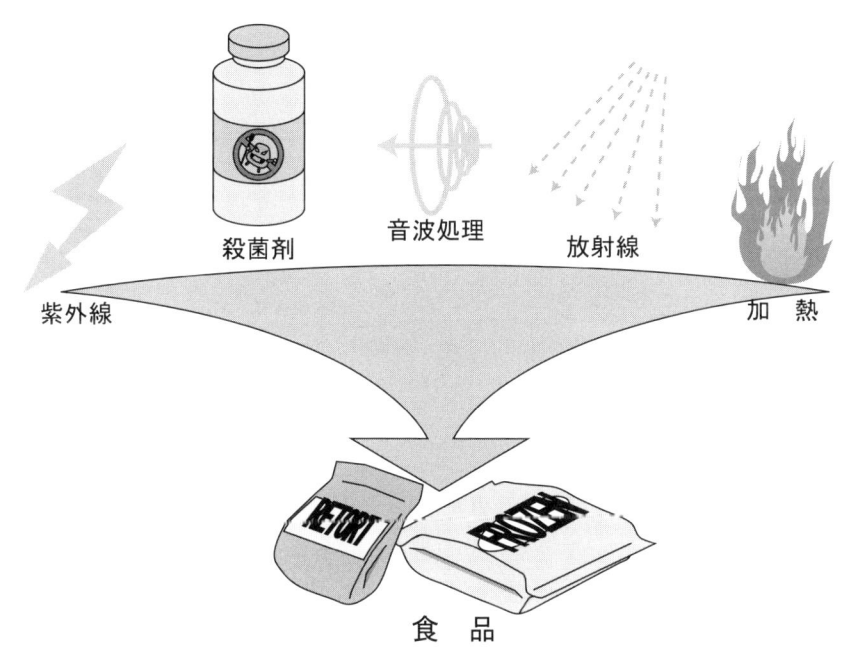

図15-1　食品保蔵における前処理

（2）加熱による殺菌，滅菌

　食品の変質や腐敗には，微生物（細菌，酵母，糸状菌およびそれらの胞子）が関与する。微生物によって生育に適した温度環境が異なる（図15-2）。これらの微生物を死滅させるために加熱殺菌を行う。

①胞子形成細菌→121℃，20分間の加熱で死滅。
②細菌の栄養細胞→70℃，ごく短時間の加熱で死滅。

　また，胞子形成細菌汚染の可能性が低い，長期保蔵を要しない，または処理で風味や品質の低下する食品を殺菌する場合，高温100℃以下，比較的短時間の加熱殺菌法がとられる。
　これらの加熱温度や時間は，食品の化学組成，微生物汚染の程度により変えられる。

＊短時間の加熱殺菌を行う食品として牛乳，クリーム，ビール，ピクルス，フルーツジュースなどがある。

（3）脱水，乾燥法

　微生物の生育および酵素反応は食品の水分含量つまり水分活性に依存する。通常，食品の水分活性が0.7よりも高いと微生物の増殖は促進される。また，酵素反応は0.4よりも低くなると停止に向う。食品の保蔵性を向上させるには，食品の水分活性をコントロールすることが重要である。水分活性については第2章を参照されたい。

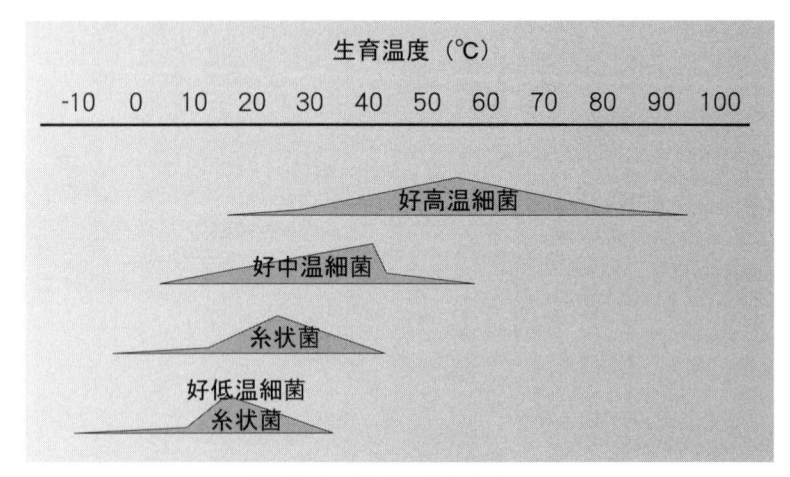

図15-2　細菌の生育温度

(4) 低温保存法

　低温での保蔵は生鮮食品の保存手段として最良の方法である。15〜20℃の温度帯を最適として増殖する微生物を中温性微生物といい、10℃前後の温度を最適として増殖する微生物を低温性微生物という（図15-3）。このような、微生物が好適に生育する温度帯を避けて食品を保蔵することが重要であり、冷凍、冷蔵保存が効果的である。

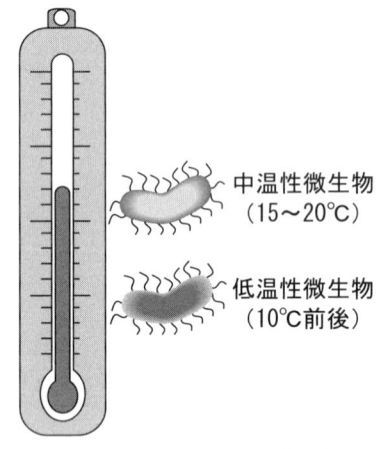

図15-3　微生物の増殖温度

(5) 微生物による悪変

①細菌による変質

　細菌が増殖する際に、食品中の成分を分解し食品の色、味、香り、形態、栄養価が悪化してしまい、食品の品質が低下する。また、細菌が有毒物質を産生することもあり、食中毒などの原因にもなる。

②腐敗力の強くない微生物による変質

　食品成分の分解による腐敗は少ないものの、食品の外観が損なわれることがある。

③食中毒原因（感染型、毒素型）微生物

　サルモネラ菌、ボツリヌス菌、カビなどに汚染された食品を摂取すると症状は様々であるが食中毒を発症する。

＊サルモネラ菌は感染型、ボツリヌス菌は毒素型の代表的な細菌である。

（6） 食品保蔵のための前処理

食品によって適当な前処理を行うことにより酵素的あるいは非酵素的褐変，脂質の酸化に基づく変退色や異味，異臭の発生を防止する（図15-4）。

①ブランチング
　野菜類を短時間熱湯あるいは蒸気で処理することで，酸化酵素や過酸化酵素などを失活させ，凍結貯蔵時などのドリップを防ぐ。

②硫黄燻蒸，亜硫酸処理
　果実細胞を死滅させ水分の移動を容易にし，乾燥を早める。酵素作用の防止，漂白，殺菌，殺虫，褐変反応の抑制効果があり，カキ，リンゴ，アンズなどの保蔵に用いられる手法である。

③表皮組織の破壊
　沸騰アルカリ希溶液で短時間浸漬することで，果皮のロウ物質を除去する。また，クチクラ層の組織を破壊し，乾燥を早める。ブドウやイチジクなどの乾燥果実の製造で行われる前処理である。

④酸化防止
　BHTやアスコルビン酸などの抗酸化剤を添加し，油焼け（黄褐色），酸化臭，酸化退色，油脂の酸化などを防止する。干魚，ニンジン，トマト，油脂およびそれらの加工食品に用いられる手法である。

⑤濃縮
　果汁，牛乳など水分の多い食品では乾燥保蔵前に真空蒸発乾燥などで濃縮することがある。

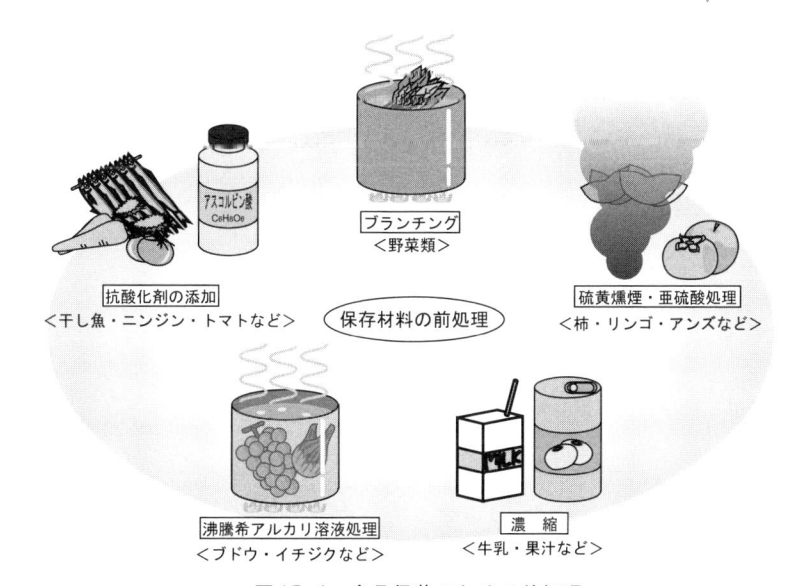

図15-4　食品保蔵のための前処理

2 植物性食品の保蔵における成分変化

(1) 米の保蔵と成分変化

15-2

①常温保存による成分変化

　米は常温保存すると、収穫翌年の夏季を境に発芽率が急減し、ほとんどゼロになる。また、酵素のカタラーゼやパーオキシダーゼ活性が低下するが、加水分解酵素活性は大きくは変わらない。

＊精米に残存する脂質は炊飯特性と関係が深い。

　ごく一部のデンプンは、アミラーゼにより還元糖に分解され、さらに好気的呼吸により有機酸を経て、CO_2と水に分解される。水分が多く、高温下で反応が促進され、発酵してアルコールと酢酸が発することもある。米に含まれる脂質の含量は少ないが、リパーゼによる加水分解、自動酸化などにより減少する。ビタミンB_1の減少率も大きい（図15-5）。

　米の保蔵方法としては低温貯蔵が適しており、害虫や微生物の生育を抑制し、呼吸作用による品質劣化を抑制できる。

```
デンプンの一部 ──アミラーゼ──→ 還元糖 ──好気的呼吸──→ CO₂
                                                      H₂O
                                      発酵（高温高湿条件）
                                      アルコール・酢酸の生成
                                      （酸臭の原因）
```

米の常温保蔵中の成分変化
- 発芽率の減少
- 脂質含量の減少
- ビタミンB_1の減少

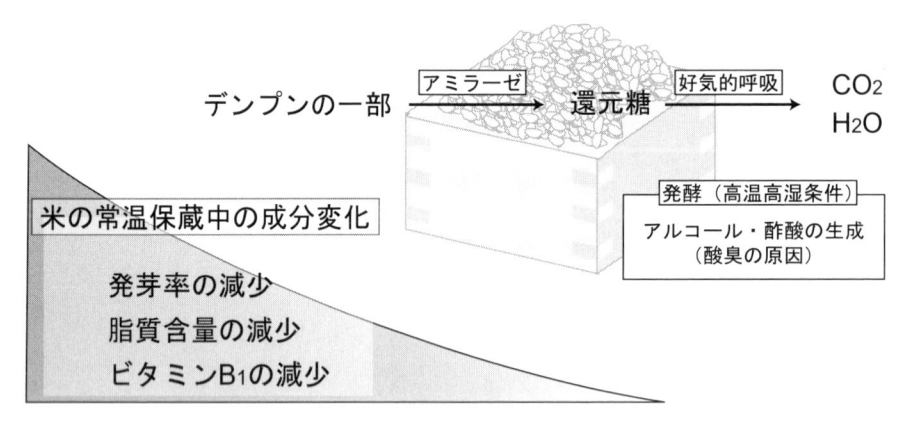

図15-5　米の常温保存による成分変化

②古米化

＊米の低温貯蔵によって、食味の向上や玄米の搗精効果の向上といった効果もある。

　米が古米化して発する古米臭は、主に遊離脂肪酸の増加や自動酸化によるカルボニル化合物の生成が原因である。また、遊離脂肪酸の増加によりデンプン粒が変化し、米粒組織の硬化がおこる。古米は炊飯時には新米より吸水が多く、膨張が大きい。これは細胞壁が膨張しても破れにくいことを示し、炊飯米の物性や食味も変化する。

③害虫、微生物の繁殖

　日本の気候は、コクゾウ類、ナガシンクイ、コクガ類など貯蔵害虫

が生育するのに好適な条件である。高温多湿な夏季はさらに好条件となる。害虫や微生物が繁殖することで次のような害が生じる。

i) 異物の混入。
ii) 喰害による品質の低下。
iii) 間接的な品質の低下（発熱，水分分布の変動，水の生成，蛾類の薄膜形成など）

＊米に寄生する微生物は，フケ米菌，黒変米菌，黄変米菌など30種以上におよぶ。

（2）青果物の保存と成分変化

①追熟（後熟）

　未熟なうちに摘果したバナナ，洋ナシ，アボカド，トマトなどを保蔵することで，次のような追熟効果を得ることができる。

i) 果実の軟化，着色
ii) 糖度の上昇
iii) 風味の改善

②CA（Controlled atmosphere storage）貯蔵

　環境ガス組成を変え，低温貯蔵と併用しながら鮮度を保持する貯蔵法である。リンゴやバナナの貯蔵に用いられる。一般にCA貯蔵の適温は0〜4℃，適するガス濃度は2〜10％であるが青果物の種類，品種，熟度により異なる。CA貯蔵の利点として次のことがあげられる。

i) 成分変化が少なく，低温貯蔵よりも庫出し後の品質がよい。
ii) 呼吸作用を抑制する。

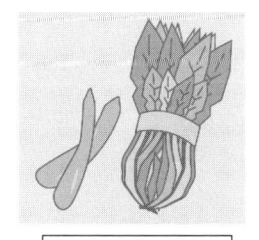

＊保存庫内の二酸化炭素が増加し，青果物の呼吸を制限されることで，鮮度が保持される。また，完熟に近づくときの一過性呼吸昂進が抑制される。

低温貯蔵の特徴
低温障害を受ける場合がある

CA貯蔵の特徴
一般の低温貯蔵よりも鮮度を保持できる
ビタミンCの減少が少ない

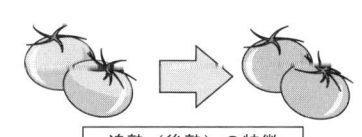

追熟（後熟）の特徴
果肉の軟化
着色・糖度の向上
風味の改善

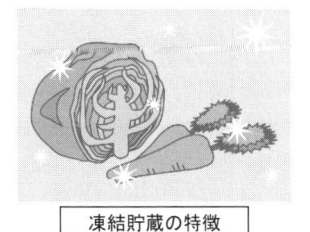

凍結貯蔵の特徴
解凍時に細胞破壊によって含有水分が流出する（ドリップ）

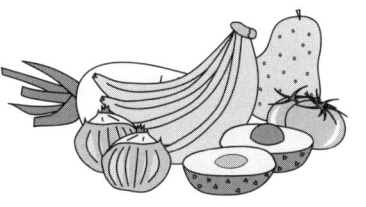

図15-6　青果物の貯蔵

③低温貯蔵

　青果物を低温環境下で保蔵することにより呼吸を抑制し，鮮度を保持する。またある温度以下では低温障害が起こり，特に熱帯，亜熱帯原産青果物は低温障害を起こしやすい。表面や内部の変色，陥凹や代謝異常が起きる。

④冷凍

　低温貯蔵より長期間保蔵できる。一般に-20℃で食品中の自由水のほとんどが凍結する。ブランチング処理を行った青果物を冷凍保存するとビタミンCの減少，またクロロフィルやカロテノイドの変色を長期間防止可能である。しかし，凍結によって野菜などの細胞膜が破壊されると水分が流出する。これをドリップ，リーケージという。

3　動物性食品の保蔵における成分変化

(1) 牛乳の保蔵と成分変化

①牛乳の殺菌および滅菌法

　牛乳の殺菌，滅菌方法として，低温長時間または保持殺菌法（LTLT殺菌法），高温短時間殺菌法（HTST殺菌法），保持または普通の滅菌法，超高温滅菌法（UHT滅菌法）などがある。

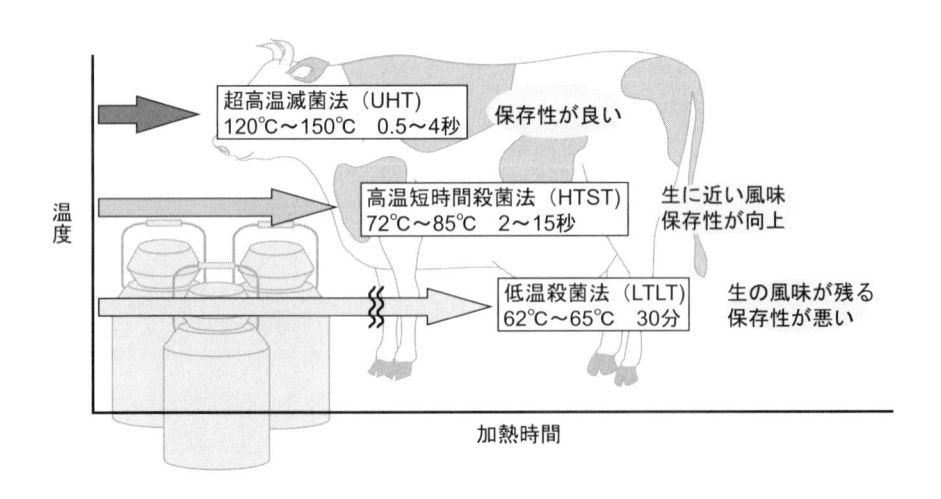

- 超高温滅菌法（UHT）　120℃〜150℃　0.5〜4秒　　保存性が良い
- 高温短時間殺菌法（HTST）　72℃〜85℃　2〜15秒　　生に近い風味　保存性が向上
- 低温殺菌法（LTLT）　62℃〜65℃　30分　　生の風味が残る　保存性が悪い

図15-7　牛乳の滅菌方法

②牛乳の保存中の変化

牛乳は通常殺菌処理を行ってから10℃以下で保存される。病原性細菌以外の細菌類は死滅しないので，保存可能期間は5～6日程度であり，その間次第に低温殺菌が増殖し飲用に適さなくなる。また，10℃以上になると残存の耐熱性細菌が繁殖して変敗が一層早められる。

牛乳を凍結すると，貯蔵時間伴なってカゼインが凝固し，最後には解凍後完全にホエーと分離する。これは凍結により非凍結部の塩濃度が相対的に増加し，カゼインが塩析されると考えられる。

（2）　畜肉・肉製品の保蔵と成分変化

畜殺されると，死後変化がはじまる（図15-8）。死後硬直が解け，熟成した肉を食肉として調理加工する。熟成による旨味の生成，熟成による食肉の旨味の向上は，主としてプロテアーゼの作用による内タンパク質の分解によるものと考えられている。

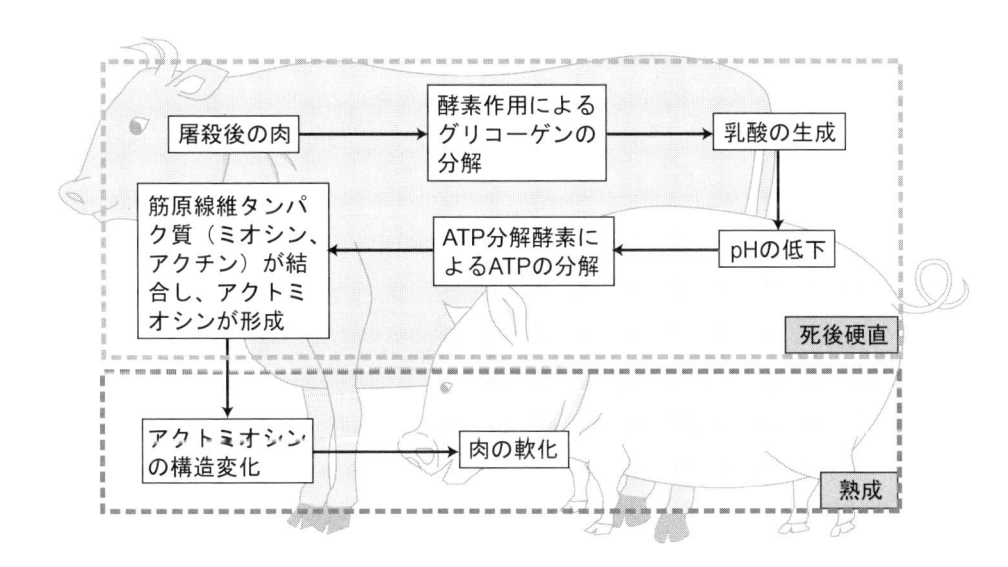

＊最大硬直は牛馬で死後12～24時間，豚で3日といわれる。熟成に要する時間は牛肉で0～1℃で10～15日，5℃で7～10日，鶏肉では2～4℃で4～8時間，豚，馬肉では同温度で3～5日といわれる。

図15-8　畜殺後の死後硬直

①食肉の冷凍保蔵による変化

高品質な冷凍肉を製造するためには，急速凍結法により筋肉細胞内に微細な氷結晶を形成させることが必要である。

②食肉の脱水・乾燥保蔵による変化

食肉は脱水・乾燥により，微生物の生育，酵素作用，成分相互間の反応の多くが抑制され，保存性は高められる。しかし，過度の乾燥に

＊急速凍結法：-24～-40℃で，最大氷結晶生成帯を30分以内に通過させ肉温を-15～18℃に到達させる凍結法。

よりかえって脂質の酸化が促進されることが知られている。また，乾燥による間隙の増大，とくに凍結乾燥では多孔質となり，表面積が大きくなるため空気 (O_2) との接触が多くなり，脂質が酸化されやすくなる。

(3) 卵・卵製品の保蔵と成分変化

卵は卵殻，卵殻膜の存在および卵白中のリゾチーム（溶菌酵素），アビジン（プロテアーゼ阻害糖タンパク質）などが卵の保存性を高めている。しかし，長期保蔵中にはCO_2が気孔から逸散して卵白pHが高くなり（7.6から9.6ぐらいに上昇），濃厚卵白の水溶化による粘性低下のため卵黄が一方に移行し，微生物に汚染しやすくなり，防腐性が低下する。

乾燥卵はアミノ・カルボニル反応で褐変し，溶解度の低下が見られる。乾燥全卵，卵黄は通常の褐変以外に卵黄脂質中のリン脂質と遊離糖との反応が加わるため，乾燥卵白にくらべ変化が著しい。

(4) 水産物の保蔵と成分変化

魚介類の保蔵性は種類や漁獲法の影響を受ける。また，大型魚を除き放血，内臓除去，洗浄などの処理が事実上不可能で，微生物の進入，自己消化の抑制が困難である。したがって，畜肉に比べ腐敗，変質しやすく，魚介類の保蔵は鮮度保持が主たる目的となる。これを果たす唯一の方法は迅速な冷却である。

①漁獲後の変化

　魚介類の死後変化は畜肉同様の経過をたどるが，上述のように悪条件が重なるので，自己消化，微生物による変質が同時に進行する。魚の死後硬直は通常死後数十分〜数時間で起こる（図15-9）。

　魚肉の腐敗初期の判定は，サメを例外として揮発性塩基窒素量30〜40mg/100g，アンモニア態窒素量30mg/100g以上，トリメチルアミン量4〜6mg/100g以上とされている。近年，魚の死後に始まる自己消化によるヌクレオチドおよびその関連化合物に対するイノシンおよびヒポキサンチンの量比で表わす方法が用いることが多い。

②さしみと洗い

　さしみは死後硬直期間中が食感がよく，またpHが酸性側にあるときの方が良質とされている。洗いはごく新鮮な魚肉に氷水を注ぐと筋肉が収縮する現象で，特別な食味を与える。これは死後変化の進まぬ肉ほど顕著で，死後硬直の延髄を破壊し（しめるという），氷水中に保存すると長期間にわたって洗いの現象がのこる。

＊サバやイワシなど赤身の魚は，タイやカレイなど白身の魚に比べ，短時間で死後硬直する。また，トロールなど網の引きまわしで苦もん死した魚は，一本釣りの魚より早く硬直し，硬直を起こさずにそのまま腐敗まで進むことがある。

（5） 魚介類の凍結保蔵中の特殊な変質

①肉色の褐色化

　カツオ，マグロなどの肉色素ミオグロビンが酸化しメトミオグロビンに変化する。保蔵温度の影響が大きく，－35℃以下でほとんど変色しなくなる。

②グリーンミート（緑肉）

　メカジキによく出現する現象で，硫化水素が血色素ヘモグロビンや肉色素ミオグロビンに作用し，スルフヘモグロビンあるいはミオグロビンとなり緑変したものといわれる。

　硫化水素はタンパク質の分解により生成した含流アミノ酸が細菌により分解されて生じるので，緑変は鮮度低下が原因とされる。

③青肉

　ビンナガ，キハダ，メバチなどを蒸煮したとき起こる現象で，鮮度低下が原因ではなく，生前の生理的な理由によるとされるが不明である。

④黒変

　エビの冷凍保蔵中に尾部，脚部などに見られる酵素的褐変。血液中のチロシナーゼがチロシンに作用し，酸化しメラニン色素をつくる。

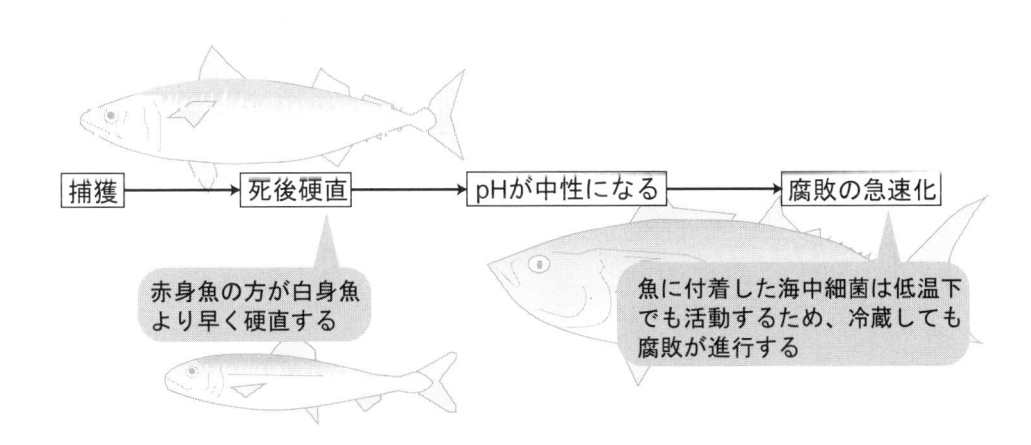

捕獲 → 死後硬直 → pHが中性になる → 腐敗の急速化

赤身魚の方が白身魚より早く硬直する

魚に付着した海中細菌は低温下でも活動するため、冷蔵しても腐敗が進行する

図15-9　魚類の死後硬直過程

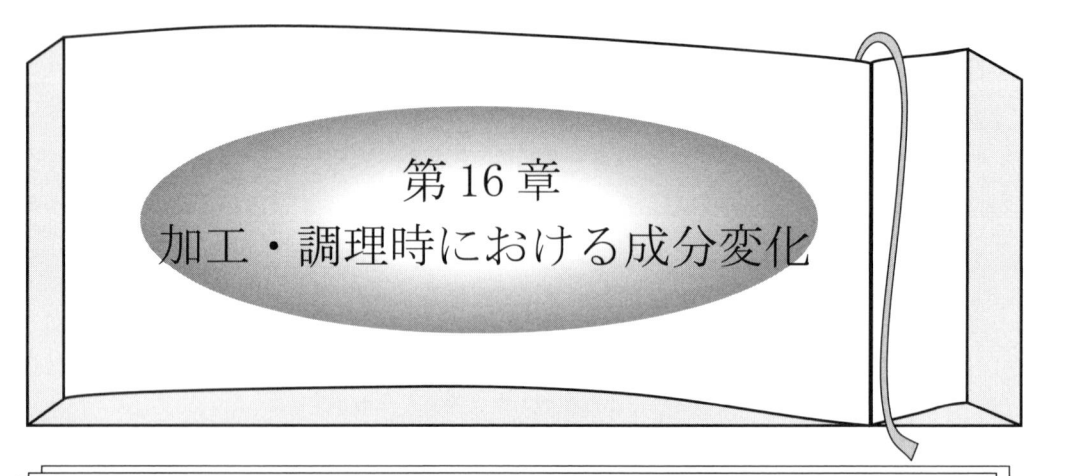

第16章 加工・調理時における成分変化

1 植物性食品の加工・調理時における成分変化

(1) 米,パン,メン類の変化

①米の炊飯による変化

米は炊飯により栄養素の含有量も変化する。5訂食品成分表では,生米と炊飯米の成分変化を表16-1のように記載している。

表16-1 精白米の炊飯による成分変化

	水分 (%)	タンパク質 (%)	脂質 (%)	炭水化物 (%)	灰分 (%)	ビタミンB_2 (%)
生米	15.5	6.1	0.9	77.1	0.4	0.02
炊飯米	60.0	2.5	0.3	37.1	0.1	0.01

米を炊飯と,米デンプンが糊化(α化,第4章参照)する。米デンプンの糊化の進行は温度や水分によって大きくことなる。また,洗米直後に炊飯すると吸水が不十分であるため,炊飯中米内部の水分が不足してしまい,芯のある米飯になる。

* 65℃程度では米中のデンプンが完全に糊化するのに10時間以上,75℃程度で4〜5時間,98℃で20〜30分かかる。

②パン,メン類の変化

小麦粉を水とこねたとき,グルテンの含有量やデンプンの性質により,こね上がりの状態が異なる。一般にグルテン量が多いほど,粘弾性が大きく,弾性に富む生地ができる。パン,メン類の調理による変化は次のようになる。

ⅰ) うどん(小麦粉+水+少量の食塩)

グルテン量が少ない場合でも食塩の添加により硬くなり,腰の

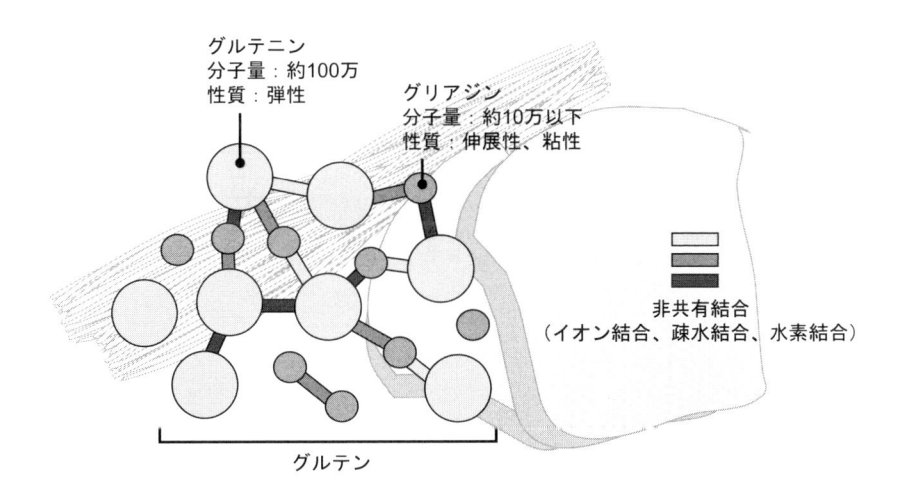

図16-1 グルテンの網目構造

強いものになる。これはグルテンを形成するグリアジンおよびグルテニンが中性塩の溶液には溶解しにくい性質を有するためである。

ⅱ) 中華メン（小麦粉＋水＋食塩，炭酸塩，リン酸塩など）
生地の伸展性が増し，好ましい物性になる。一方，炭酸塩，リン酸塩の添加によりアルカリ性になることで小麦粉中のフラボノイド色素を発色させる。またグリアジンおよびグルテニンは，アルカリ性溶液に溶解するため，その粘弾性は，減少するとともにアルカリ条件によるビタミンB_1の破壊が多い。

ⅲ) パン（小麦粉＋水＋酵母もしくはベーキングパウダーなど）
酵母あるいはベーキングパウダーいずれを用いるかでビタミンB_1の残存率が異なる。

(2) 青果物の変化

①ペクチン

ペクチン質は酸性水溶液(pH2〜3.5)中で多量のショ糖を加えることでゲル化する。また高温で溶解し，低温で不溶化，ゲル化する性質をもち，この反応は可逆的なもので，ジャムやゼリーはこの性質を利用している（図16-2）。

＊加熱処理により，ビタミンB_2は10％程度，褐変反応でリジン，フェニルアラニンなどは10％程度，強化リジンは20〜30％失われる。

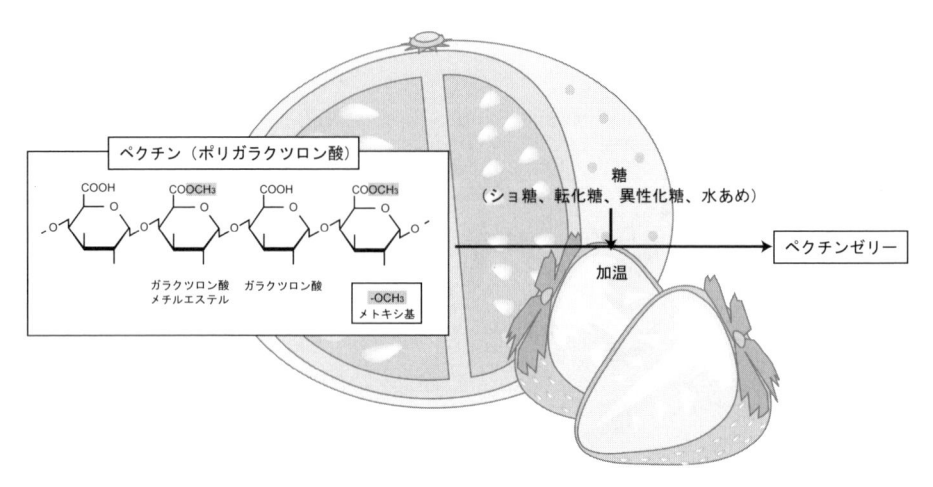

図16-2　ペクチンゼリー

②ビタミン類
　ⅰ）脂溶性ビタミン（ビタミンA, D, E, K）
　　　　一般に熱に強く，ビタミンD，Kは酸化に対しても安定である。調理時におけるビタミンA損失は少なく，多い場合でも25％程度である。冷凍調理食品の加熱後のビタミンEの損失は食品の種類により異なる（図16-3）。
　ⅱ）水溶性ビタミン（ビタミンC）
　　　　一般に熱に不安定で，安定なものでも煮汁等を捨てる場合もあるので損失が大きい場合もある。ビタミンCは加熱や酸化酵素による酸化作用をうけやすいため，ミキサーなどで処理し空気に触れると損失が大きい（図16-3）。
③無機質
　食品中の無機質は，食品中の種類，無機質の形態，処理，使用器具などによっても異なるので，加工調理の影響は複雑である。5訂食品成分表に記載された野菜類の無機質の変化も食品によって異なっている。

　ⅰ）野菜類に含まれる無機質の変化
　　　　一般に野菜類は調理法により無機質その損失率が異なるとされている。

　　　調理法　　　損失率
　　　蒸す　　　　0〜50％
　　　煮る　　　　25〜50％（Fe:10〜40％，Cu:30〜50，ヨード：23〜80％の損失がある）

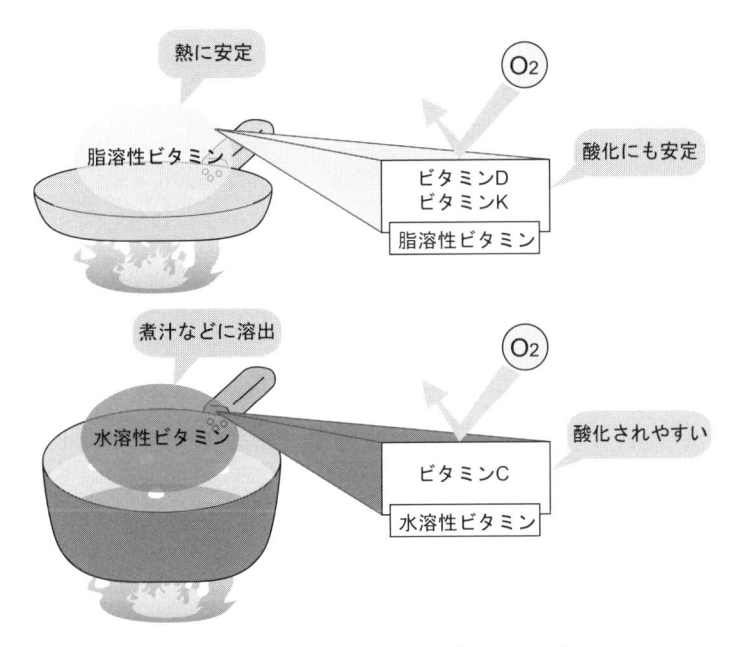

図16-3　調理によるビタミンの損失

ⅱ) あく抜き（ホウレンソウなど）
　調理の際，しばしば「あく抜き」が行われるが，あくの成分の1つとして無機塩が含まれる。

2　動物性食品の加工・調理時における成分変化

(1)　牛乳の加熱処理による変化

①ラクトアルブミン，ラクトグロブリン
　ラクトアルブミンは，63℃以上では温度上昇に伴い凝集性が増す。一方，ラクトグロブリンはやや安定である。低温殺菌処理乳(62～63℃，30分)においても両成分は，わずかに凝固分散する。牛乳を煮沸させた際に見られる皮膜にもこの両成分が含まれている（図16-4）。

②カゼイン
　Ca，Mgと結合し，非常に安定で通常の加熱では凝固しない。酸やレンニン(凝乳酵素)によって凝固するが，加熱処理によりカードの状態が異なってくる。

③脂肪
　高温加熱処理により脂肪球に物理的変化が起こり，クリームの分離

が困難となるが，低温殺菌程度ではほとんど変化しない。
④無機塩類（CaおよびP）

63℃以上で不溶性のリン酸三カルシウム$Ca_3(PO_4)_2$となり沈殿する。減少率は60～80℃の加熱で可溶性Caが0.4～9.8％，可溶性Pが0.8～9.8％程度ある。

⑤pH

牛乳のpHは6.6程度であるが，100℃で加熱処理を行うと乳酸，酢酸，ギ酸などを生じ，pHは低下する。

⑥その他

牛乳を沸騰させると熱凝固性のラクトアルブミン，ラクトグロブリン，脂肪や無機塩類の性質により皮膜を生じる。煮沸によって消化率が低いので，皮膜が生じないように過熱をさける必要がある。

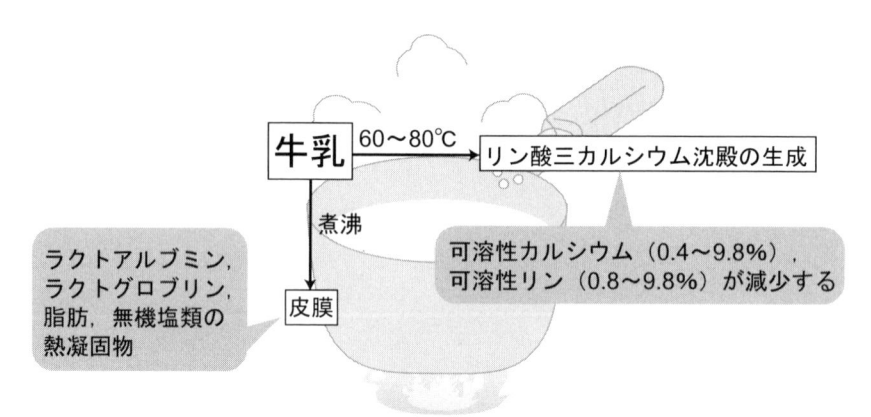

図16-4　牛乳の煮沸時の成分変化

（2）　畜肉類の加熱処理による変化

①加熱による肉色の変化

畜肉は加熱によって，鮮赤色→赤色→褐色へと変化する（第11章参照）。

②加熱によるビタミンの損失

豚肉製品缶詰中のビタミンB_1は121℃，10分間処理で80％損失するとされ，シチューの場合，121℃，9分間処理で51％損失するといわれている。これに対して，ビタミンB_2は調理法による影響は少なく，損失は2％以下である。

③加熱処理による脂肪の変化

食肉の熱伝導率は悪く，脂肪含有量の高い食肉の場合，加熱温度を高くすると調理時間を短縮できる一方，加熱し過ぎると肉がかたくなり，脂肪の溶出が多くなる。

＊豚肉には旋毛虫などの寄生虫がいることがあるため，必ず内部温度が75℃以上になるように処理せねばならない。

＊コラーゲンは長時間水煮すると一部が分解して，可溶性ゼラチンとなる。エラスチンは調理程度の加熱では変化しない。

④食肉中の結締組織

筋肉,脂肪,結締組織の構成は食肉の品質を決める要素である。結締組織の主成分はコラーゲンとエラスチンであり,結締組織の含有量が高いと肉は硬くなる。

⑤加熱の程度による変化

焼肉では肉タンパクが完全に凝固し,保水性を失うことで食感が低下し,加熱収縮初期がもっとも美味である。高温でステーキを焼くと初めに肉表面が凝固温度65℃に達し変性して凝固するため,内部から水溶性呈味成分の流出を防ぐ。

＊スープを作るときは、低温で時間をかけて焼くと,表面にタンパク質の凝固変性層ができる前に内部から呈味成分が流出する。

(3) 卵・卵製品の加熱処理による変化

①卵の凝固温度

卵白と卵黄の凝固温度は異なる。卵白は52℃付近で変化がはじまり,60℃で凝固の段階に入る。62℃以上でと流動性を失い始め,67℃でゼリー状に固まる。卵黄は65℃前後から粘稠となりゲル化が始まり,70℃以上では流動性を失う(図16-5)。

②消化吸収効率の変化

加熱により卵白中の球状タンパク質の構造が崩れる,または凝固する。卵を60℃以上に加熱した半熟状態の卵白は,ほぼ消化されるが,さらに加熱され凝固した卵白は消化されにくい。卵白には消化酵素の一つであるトリプシン阻害活性をもつオボムコイドおよびオボインヒビターが含まれ,生卵白を摂取した場合は消化が遅くなるが,加熱によって阻害酵素が失活すると消化されやすくなる。

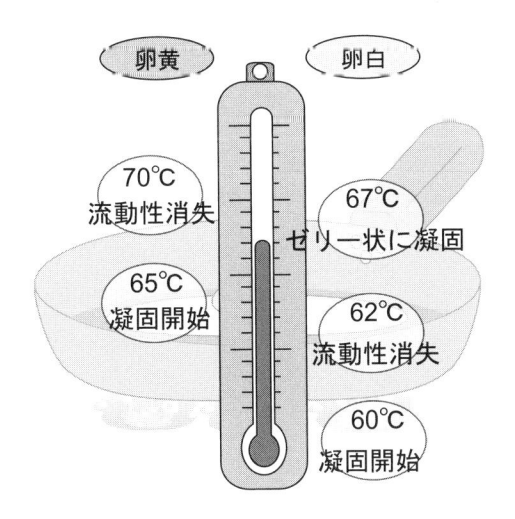

＊卵白と卵黄の凝固条件の差を利用して各種調理が行われる。半熟卵は約68℃の湯で20分,100℃で5分間の加熱が適当である。温泉卵は約65℃の湯で50分間加熱する。ゆで卵は100℃で15分間の加熱を要する。

図16-5 卵白・卵黄の加熱による変化

（4） 水産物の加工・調理時間における成分変化

　焼き魚の場合，脂肪の損失は多いもので約30％，ビタミンB_1は約20％損失する。無機質は蒸すと10〜30％損失し，煮ても15〜30％損失するとされる。

　硬タンパク質のコラーゲンは，60℃以上の湯で長時間煮ることで分解しゼラチンを生じる。これが「煮こごり」であり，テクスチャーが変化することでおいしさを増す。

3　食用油脂

（1）食用油脂の加工，調理上の特性

①油脂の比熱と加熱温度

　油脂の比熱は小さいため，180〜190℃程度まで加温できる。温度上昇が早いが，温度調節は難しい。食品に与える損傷は少ない。

②油脂の発煙点

　油脂の温度が上がると特有の刺激臭をもつ青白い煙が発生する。この時の温度を発煙点という。この臭気は，脂肪から遊離したグリセリンが酸化分解されたアクロレインである。揚げ物などは，発煙点以下の温度で行う必要がある。

③加熱による変化

　加熱による油脂の変化は，油脂を空気中に放置して起こる変化と同じであるが，変化の速度が異なる。加熱酸化が進むと過酸化物価やカルボニル価が高くなる。また，油脂の粘度も高くなる。

④加熱による風味の発生

　油脂の中で加熱することによって，食品のデンプンが糊化したり，タンパク質が熱変性することで食品に特有の風味が発生する。また，天ぷらやフライはころもで食材の極度な脱水をさけ，食材の味を閉じ込め，香りも付与している。

＊ただし，比熱が小さいため，一度に多量の食材を調理すると温度低下が激しい。

＊発煙点は遊離脂肪酸，不ケン化物，モノアシルグリセロールなどが油脂に含まれると低下する。

＊天ぷらなどに感じられる加熱植物油の香ばしい香りは，主にリノール酸から生じるn-デカ-2,4-ジエナールである。劣化に伴う刺激臭は脂肪酸，ケト酸，オキシ酸，アルコール，アルデヒド，ケトン，エステル，ラクトンなどである。

Stage.6

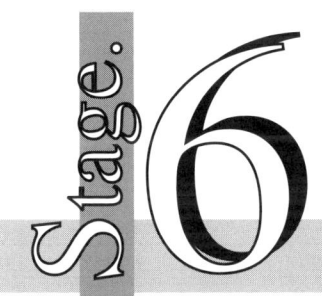

食品の味と物性を理解する

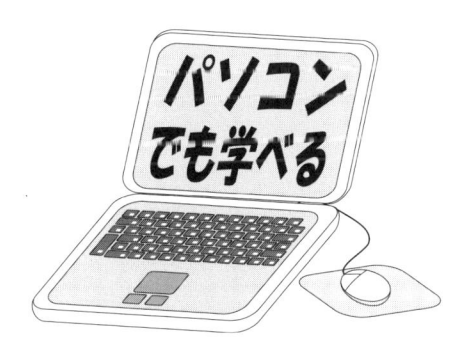

第17章 呈味成分と相互作用

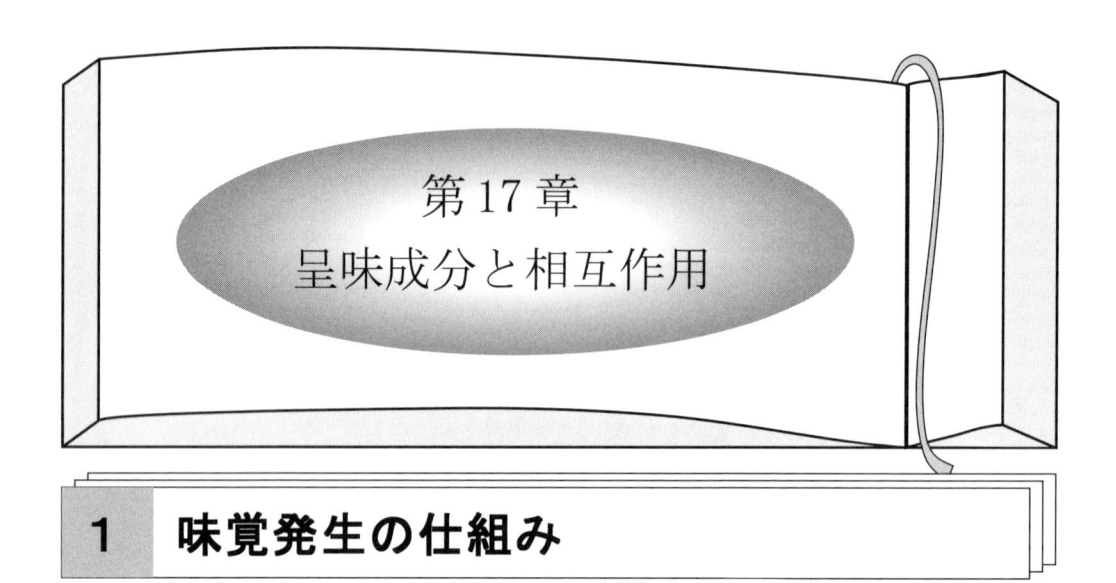

1 味覚発生の仕組み

17-1

食品の味は，呈味物質が舌にある味蕾という器官の味細胞を刺激することによって発生する。味細胞から味神経を介して大脳に刺激が伝達されることで，味を感じている。5つの基本味に対する味覚感度，感受性は異なり，舌の部位によっても舌尖（舌の先）が甘味，舌縁（舌のふち）が酸味，舌尖と舌縁のいわば舌の全面が塩辛味，舌根（舌の奥の部分）は苦味および旨味に鋭敏であるといったように差がある。

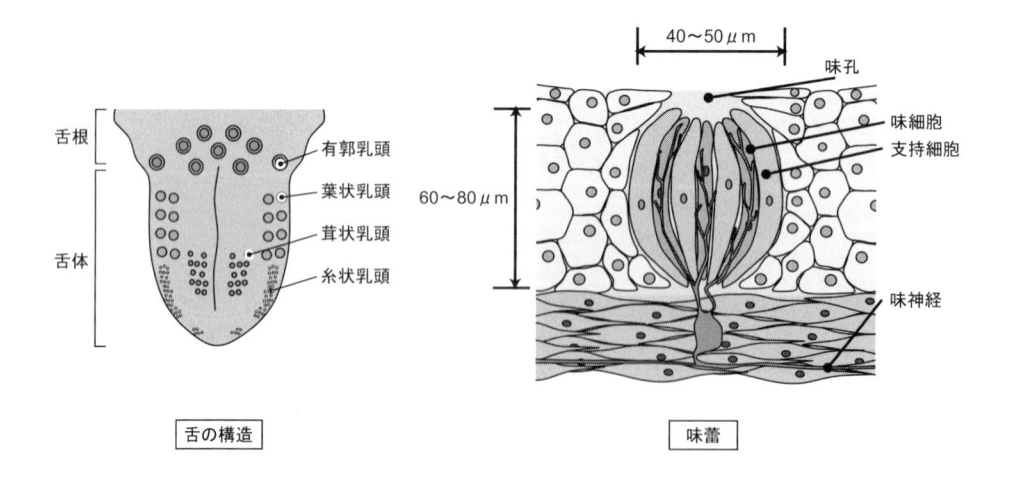

図17-1 舌と味蕾の構造

2 甘味

(1) 糖および配糖体

甘味物質を有する糖は単糖および少糖である。重合度が増すに従い甘味は低下する傾向があり，糖類の種類，化学構造，存在状態によって甘味の質が大きく異なる（図17-1）。

温度によっても糖の甘味度は変化する。例えばフルクトースの場合，5℃の状態ではスクロースの140%の甘味度を示すが，60℃では80%の甘味度しか示さない。

17-2

スクロースの甘味度を「1.0」とした場合の各種糖類の甘味度

甘味度（低い）

- β-D-マンノース 0（苦味）
- α-D-マンノース 0.32
- ラクトース 0.2〜0.4
- トレハロース 0.45
- β-D-グルコース 0.48
- α-D-フルクトース 0.6
- D-グルコース 0.6
- パラチノース 0.42
- キシロース 0.4
- α-D-グルコース 0.74
- スクロース 1.0
- キシリトール 0.8〜1.2
- D-フルクトース 1.2〜1.5
- β-D-フルクトース 1.8

甘味度（高い）

その他の糖類の甘味度

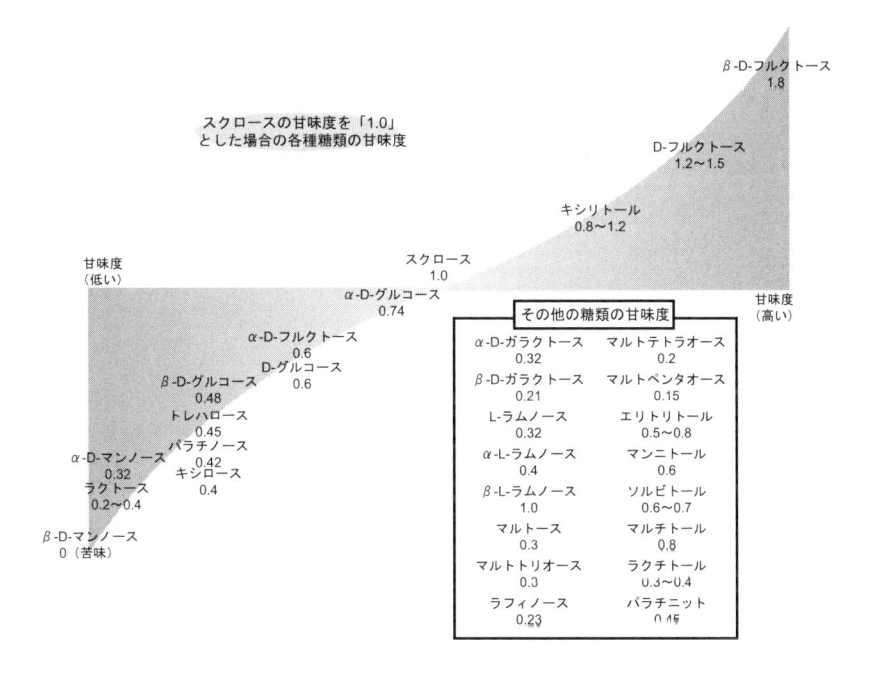

α-D-ガラクトース 0.32	マルトテトラオース 0.2
β-D-ガラクトース 0.21	マルトペンタオース 0.15
L-ラムノース 0.32	エリトリトール 0.5〜0.8
α-L-ラムノース 0.4	マンニトール 0.6
β-L-ラムノース 1.0	ソルビトール 0.6〜0.7
マルトース 0.3	マルチトール 0.8
マルトトリオース 0.3	ラクチトール 0.3〜0.4
ラフィノース 0.23	パラチニット 0.45

図17-2　主な糖類の甘味度

(2) 糖アルコール

6炭糖であるD-グルコースを還元すると6価のアルコールであるD-ソルビトールが得られる。この化合物は自然界に広く分布し，果実などの食品中にも含まれているが，人工甘味料の1つとして指定されている。甘味度はスクロースの60%であるが，食品に保湿性，味の円熟さを与える。ノンカロリー甘味料としても利用価値が高く，D-ソルビトールのほかにD-キシリトールも最近よく利用される。

(3) 配糖体およびその誘導体

　甘味を有する配糖体はカンゾウ成分のグリチルリシン，アマチャ成分のフィロズルチン，ステビアのステビオシドなどが主である。

　カンゾウは（甘草）の根茎にグリチルリシンが含まれ，スクロースの250倍の甘味度を有する甘味料だが，味質に難点があり，菓子以外の味噌，醤油，佃煮などの製造に用いる。アマチャから得られる甘味料の甘味度はスクロースの約600〜800倍，ステビアから得られる甘味料の甘味度はスクロースの約200〜300倍である。

＊カンゾウは中国を主産地とするマメ科植物で咳止めや消炎薬として漢方生薬として用いられてきた。

(4) アミノ酸およびその誘導体

　天然に存在するタンパク質を構成するアミノ酸はの構造は，すべてL－アミノ酸である。その光学異性体であるD－アミノ酸は多くが甘味を有し，D－トリプトファンはスクロースの35倍の甘味度である。

　アスパルテームは，アスパラギン酸とフェニルアラニンメチルエステルからα－L－アスパルチル－フェニルアラニンメチルエステルを合成して製造した甘味料であり，スクロースに近い味質，ショ糖の200倍の甘味度を持ち，低カロリー甘味料として有用性が高い。

＊アマチャの生葉に含まれる配糖体には呈味性がないが，その葉を揉捻し，発酵させた後，乾燥させることで甘味料となる。

(5) 人工甘味料

　代表的な人工甘味料であるサッカリンはスクロースの500倍ほどの甘味をもつ白色の結晶で，1973年11月，発ガン性が指摘されて使用禁止になった。しかし同年12月には，使用基準を明確にしたうえで再認可されている。対象食品および使用量が細かく規定されている。

3 酸　味

　酸味物質は，水溶液中で水素イオンを解離する物質である。この水素イオンによって起こる味が酸味である。

　果実の酸味を形成している酸は，クエン酸，リンゴ酸，酒石酸およびL－アスコルビン酸などの有機酸が主である。これらの酸が果実中で，糖とともに酸味と甘味のバランスがとれた濃度関係で存在することで果実の美味しさが決まる。この糖と酸のバランスを糖酸比という。

　発酵乳飲料の酸味は乳酸であり，ヨーグルトなど乳酸発酵食品および漬物類も乳酸である。サラダの調味に用いられるドレッシングは酢酸であり，食酢，マヨネーズも酢酸の酸味である（図17-3）。

＊各有機酸は，それぞれが特徴ある味質をもち，酸味の強弱と嗜好性の相関性は低い。

第17章 呈味成分と相互作用　143

主な酸味物質

CH₂COOH
HOCCOOH
CH₂COOH
クエン酸

L-アスコルビン酸

HOCHCOOH
CH₂COOH
リンゴ酸

COOH
HCOH
HOCH
COOH
酒石酸

マヨネーズの酸味物質 → 酢酸

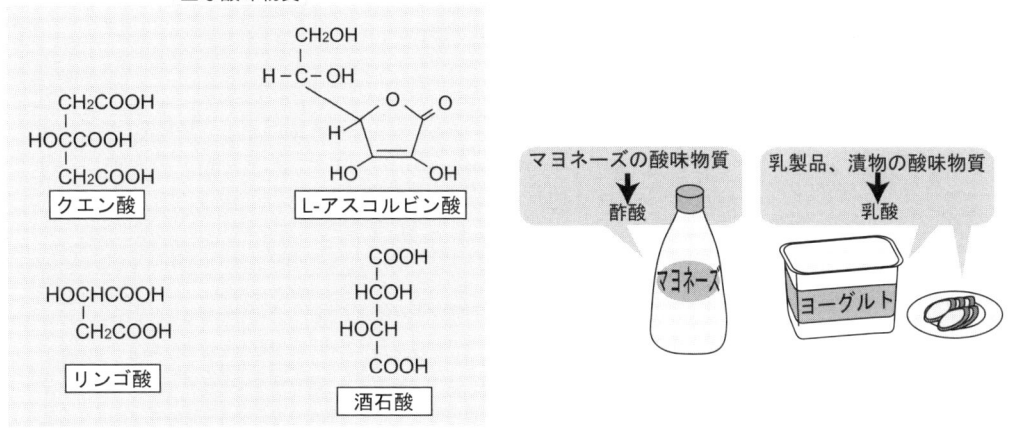

乳製品、漬物の酸味物質 → 乳酸

図17-3　酸味物質

4　塩　味

　塩味は，有機酸や無機酸のアンモニウム塩，アルカリ金属塩が呈する味で，陰イオンおよび陽イオンの種類によっても味質が異なる。
　一般的に用いられている塩味物質はナトリウム塩であり，ナトリウム塩は最良の塩味を呈する。これに対して，カリウム塩は苦味を伴った味質とされ好まれない。しかし，ナトリウム摂取に制限がある腎臓病患者には塩化ナトリウムと共に用いられている。現代人はナトリウム塩の摂取が過剰傾向にあるため，使用量をひかえることが推奨されている。

17-4

＊有機塩味化合物であるリンゴ酸ナトリウムの塩味の強さは食塩の約3分の1であるが，食塩に近い味質から，減塩醤油などに用いられる。

5　苦　味

　苦味成分は多くがマグネシウムなどの無機化合物である。有機化合物で苦味を呈する物質は植物に存在することが多く，その化学構造は，テルペン，アルカロイド，配糖体，ペプチドなどの物質が多い。
　一般に苦味を呈する食品は好まれない傾向にある。しかし，コーヒーやチョコレート，ビールなどは，それに含まれる苦味物質が独特の風味であり，好んで食されている。コーヒーやチョコレート，これらの苦味成分はカフェイン（コーヒー，茶）やテオブロミン（チョコレート）と呼ばれるアルカロイドやテンペン類に属するフムロン（ビール）である。

17-5

6　旨　味

17-6

　こんぶ，かつお節，しいたけなどからでる出汁には，旨味成分が含まれており，料理の全体の味に大きく影響する。特に日本人の食文化に深く関係する味である。

①アミノ酸系旨味物質
　　こんぶから単離された旨味成分であるL-グルタミン酸ナトリウムはアミノ酸系の旨味物質である。pH 7付近で最も旨味が強く発揮され，酸性やアルカリ性の食品での効果は薄い。そのほかのアミノ酸系旨味物質として，ハエトリシメジから分離されたトリコロン酸，テングダケから分離されたイボテン酸，お茶の玉露から分離されたテアニンなどがある。

②核酸系旨味物質
　　かつお節や煮干しなどの水産加工品や，畜肉中の旨味成分はイノシン5'-1リン酸（5'-イノシン酸，ＩＭＰ），グアニン5'-1リン酸（5'-グアニル酸，ＧＭＰ）およびキサンチン5'-1リン酸といった核酸系旨味物質である。核酸系旨味物質の構造的特徴として次の点が挙げられる。

　ⅰ）構造塩基が6-ヒドロキシプリン塩基である。
　ⅱ）糖の2'および3'に水酸基を有する。
　ⅲ）リン酸は5'の位置にある。

　旨味成分は，複合使用することで高い効果が得られる。

7　辛　味

17-7

　付香・矯臭・着色・辛味という香辛料の機能の一つで，トウガラシやにんにくなどのような植物の葉・根・果実・種子などから得ることのできる成分。口腔内粘膜に刺激を与えて辛味として感じられる。与えるものである。食欲増進や健胃効果があり注目されている（図17-4）。

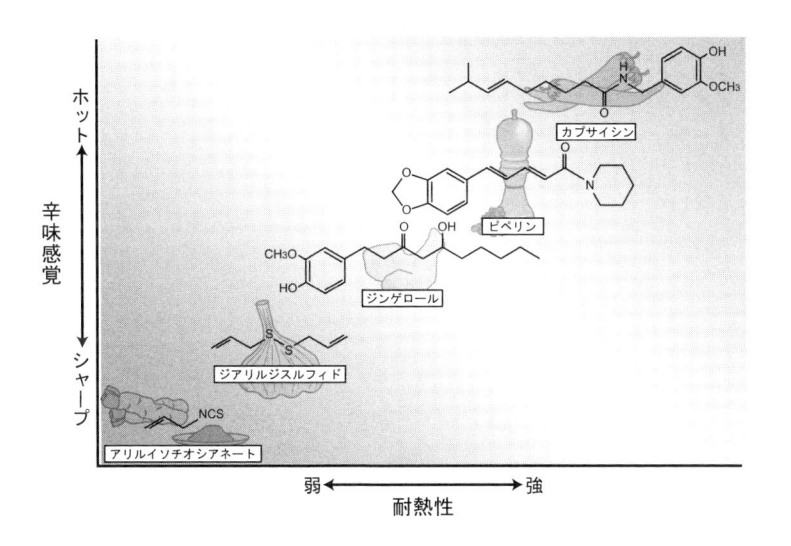

図17-4 辛味物質の構造と辛さの種類

8 渋味

　渋味とは，収縮や凝固を起こす物質が舌粘膜に取り付くことで舌が一時的に麻痺することで感じられる食味である。茶の中のカテキンやコーヒーのクロロゲン酸といった嗜好食品の渋味以外は一般に嫌われる。
　柿の渋味成分は水に可溶性のシブオールというタンニン物質である。シブオールはアルコール，炭酸ガス，温湯などによって，果実内のシブオールを不溶化する。いわゆる渋抜き（脱渋）である。

17-8

9 えぐ味

　えぐ味とは，渋味に近い味で，いわゆる「あく」の味である。その成分はタンニン類やアルカロイド類が関与している。えぐ味はたけのこや山菜に含まれる。そのため，山菜を重曹や灰汁で処理したり，たけのこをぬかと共に煮るのは，このえぐ味を除く行為である。

17-9

＊たけのこのえぐ味はホモゲンチジン酸による。

10 味の相互作用

17-10

*2つの異なる刺激を同時に与える時を同時対比，継続して与える時を継続対比とに区別する場合もある。

(1) 味の対比現象

2つの異なる味刺激を同時に，あるいは継続して与えたときに片方の刺激によって他の刺激の強さが変化する現象を対比現象あるいは対比効果という。たとえば，おしるこを作る際に食塩を少量加えるのも，砂糖の甘味を微量の食塩で強くする効果をねらったものである。

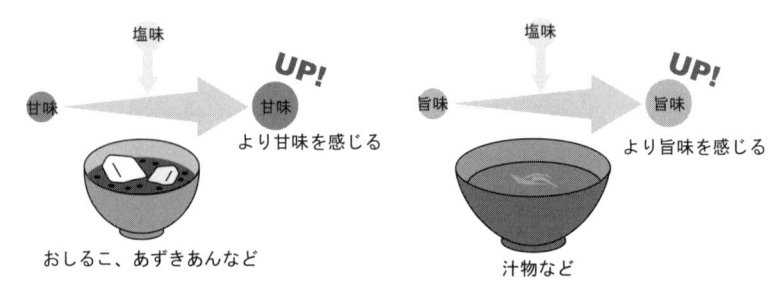

塩味 → 甘味 UP! 甘味 より甘味を感じる
おしるこ、あずきあんなど

塩味 → 旨味 UP! 旨味 より旨味を感じる
汁物など

図17-5 味の相乗現象

(2) 味の相殺現象

一方もしくは両方の味が弱められることを相殺現象あるいは相殺効果という。たとえば，お吸い物などの汁物は旨味が添加されることで塩味を軽減させている。また，しょう油，塩辛類といった非常に濃厚な食塩を含んだ食品がまろやかな味わいであることも旨味成分のL-グルタミン酸をはじめとするアミノ酸類および有機酸類が存在するためである。

(3) 味の変調現象

2種の食品を食べる際，始めにとった食品の影響で，後からとった食品の味が違って感じられるような現象を味の変調現象または変調効果という。例えばスルメいかを食べた後のミカンは苦く感じられるような現象である。味の変調現象は，呈味の強さが変わるのではなく，呈味の質そのものが変わるという点が対比現象とは異なる。

(4) 味の相乗現象

同質の2種以上の呈味成分を混合併用した場合，それぞれ単体の呈味成分の味が増加することを味の相乗現象または相乗効果という。相乗現象は様々な地域で料理に応用されており，日本ではコンブとカツオ節による合わせダシ，西洋では牛すね肉と野菜を煮込んだスープ・ストック，中国の豚骨や鶏がらと野菜から作る湯（タン）などがそれにあたる。このようにダシは動物性と植物性とを組み合わせてつくられる。

第18章 食品の物性

1 コロイド

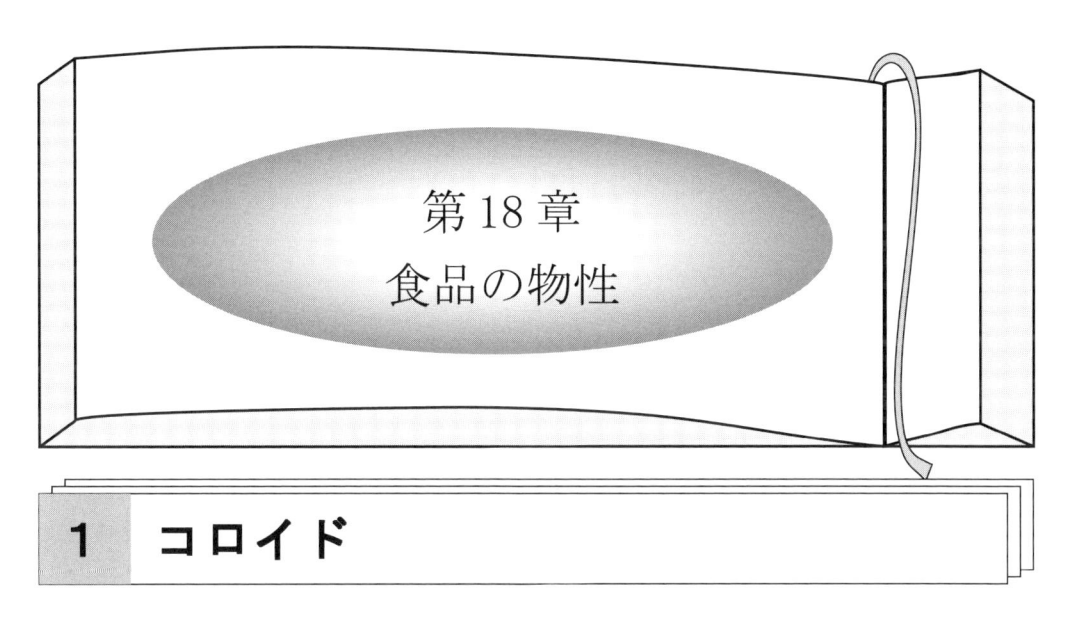

(1) コロイド粒子

　気体中，水溶液中，固体中に数nm以上の大きさの粒子が浮遊した状態をコロイドという。コロイドはその粒子の大きさから分類され，直径1nm以下を分子分散系といい，塩化ナトリウムや糖，アミノ酸などの低分子物質の溶液が含まれる。また，直径1～100nmをコロイド分散系，それ以上の直径を粗大分散系という（図18-1）。

18-1

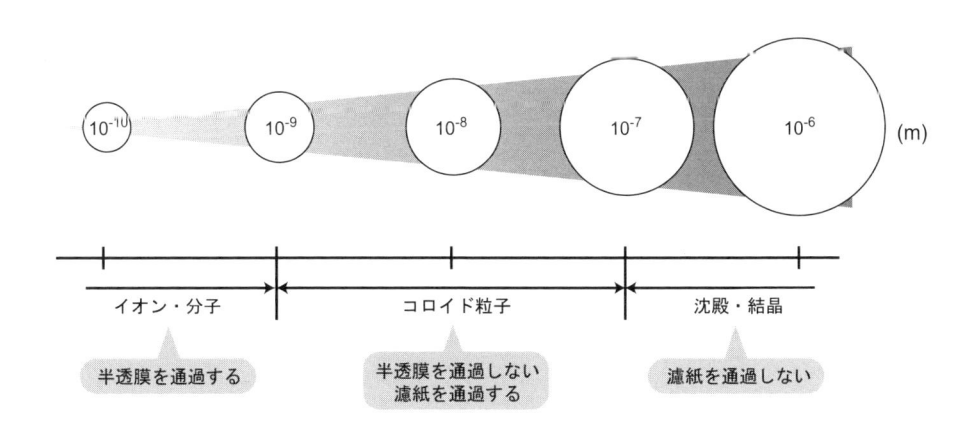

| 10^{-10} | 10^{-9} | 10^{-8} | 10^{-7} | 10^{-6} (m) |

| イオン・分子 | コロイド粒子 | 沈殿・結晶 |
| 半透膜を通過する | 半透膜を通過しない 濾紙を通過する | 濾紙を通過しない |

図18-1　コロイド粒子

(2) コロイドの性質

コロイドの代表的な性質として次の5点が挙げられる。

①半透性
　コロイド粒子はセロファンのような半透膜を通過できる。透析することでコロイド粒子は取り除かれる。

②光の散乱（チンダル現象）
　コロイド粒子が光を散乱するため，コロイド溶液は濁って見える。

③ブラウン運動
　溶液の水分子の熱運動するため，コロイド粒子は沈殿することなく浮遊した状態を維持する。

④低分子物質の吸着
　コロイド粒子の比表面積が大きいことから，低分子物質を吸着することがある。これを利用して脱臭や脱色を行う場合もある。

⑤粘度が大きい
　コロイド粒子の摩擦力によって粘度が増加する。

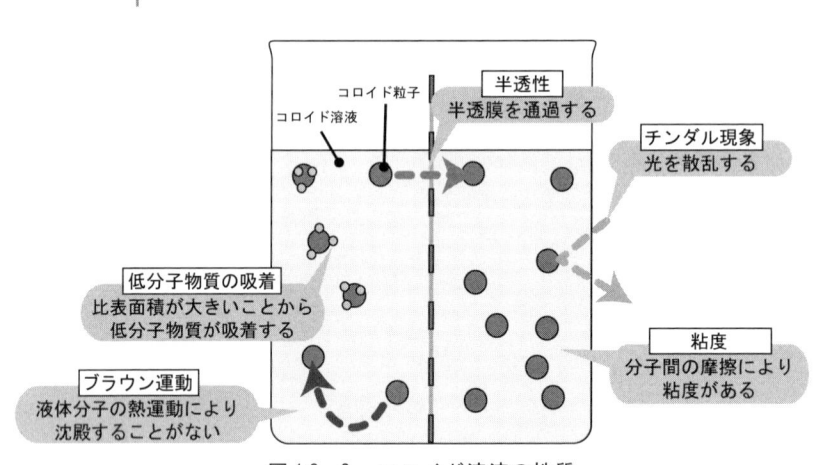

* 牛乳が白濁して見え，その白濁が沈殿することがないのは，牛乳が代表的なコロイド溶液であるためである。

図18-2　コロイド溶液の性質

(3) ゾルとゲル

コロイド溶液はその流動性からゾルとゲルの2種類に分類される。

①ゾル
　分散相が固体で分散媒が液体であり，流動性があるものをいう。分散媒が大きい。

②ゲル
　糸状高分子が網目構造を形成し，ゾルが流動性を失った状態。さらに，乾燥などでゲルから水が無くなった状態をキセロゲルという。

（4）エマルション

水と油のように，互いに溶解することのない2種類の液体をエマルション（乳濁液）という（第5章参照）。エマルション中の2種類の液体のうち，一方をコロイド粒子として考える。エマルションは2種類の液体の比率によって次の3種類の型に分類できる。

①水中油滴型（O/W型）エマルション
　水中に油脂が分散したエマルションのことをいう。牛乳や生クリーム，卵黄，マヨネーズなどがこの型に分類される。
②油中水滴型（W/O型）エマルション
　油脂中に水が分散したエマルションのことをいう。バターやマーガリンのような食品がこの型に含まれる。
③多相エマルション（W/O/W型，O/W/O型）
　O/W型エマルションである生クリームをバターで乳化することで，O/W/O型エマルションであるバタークリームになる。このように，O/W型またはW/O型エマルションをさらに乳化させたものを多相エマルションという。

（5）サスペンション

液体に固体粒子が分散したものをサスペンション（懸濁液）という。味噌汁などがサスペンションであり，時間の経過とともに粒子が沈殿する。粒子の沈降速度は，粒子が細かいほど遅くなる。

2　レオロジー

（1）粘性

液体の流れやすさを粘性といい，流動による液体内部の摩擦である。粘性物質は，その流動性からいくつかに分類される。

①ニュートン流動
　水，ショ糖液，アルコール，植物油などのような組成が比較的低分子で，濃度や温度などの条件を一定にすれば一定の粘度を示す。このような流体速度に関わらず一定の粘度を示す粘性をニュートン流動という。加えた力と流動速度が比例し「力＝流動速度×粘度」の関係が成り立つ。
②非ニュートン流動
　多糖やタンパク質などが溶解した高分子溶液やエマルションやサス

ペンションなどは，ニュートン流動のような力と流動速度の比例関係が成立しない。このような粘性を非ニュートン流動という。

(2) 弾性
物体に力を加え形状が変化した際に，元の形状に戻ろうとする性質を弾性という。変化が少ない状態なら，弾性により元の形状を取り戻せるが，一定の限界を超えると元に戻れなくなり，この限界点を降伏点という。

(3) 塑性
外力によって物体が変形しても，元の形状に戻らない性質を塑性といい可塑性ともいう。バターやマーガリンなどは可塑性油脂であり，パン生地やギョウザの皮なども可塑性のある物質であり様々な形状を作れる。

(4) 粘弾性
粘性と弾性をあわせもった性質を粘弾性という。米飯，パン類，めん類，水産・畜産加工品，ゲル状食品など，多くの食品が粘弾性をもつ。

3　テクスチャー

18-3

食品を口にした際に口腔内に感じる食感や手にした際に感じる手触りなどをテクスチャーという。テクスチャーは甘味，塩味，酸味，苦味，旨味といった基本味以外に食品のおいしさを左右する重要な要素である。

食品のテクスチャーは，人間による官能検査と機器を用いた測定が用いられる。機器測定法としては，ツェスニアクが開発したヒトのそしゃく動作をモデルにしたテクスチュロメーターによるテクスチャープロファイル法が一般的である。

参考文献

新しい食品化学　川岸舜朗・中村　良編，三共出版，2000

食品化学　鬼頭　誠・佐々木隆造編，文永堂出版，1992

食品化学　高野克己ほか著，実教出版，2004

現代の食品化学（第2版）　並木満夫・中村　良ほか著，三共出版，1992

食を中心とした化学（第2版）　北原重登・塚本貞次ほか著，東京教学社，2001

食品工業技術概説　鴨居郁三監修，恒星社厚生閣，1997

食品製造学　松本信二ほか著，実教出版，2004

食品学　久保田紀久枝・森光康次郎編，東京化学同人，2003

食品学　露木英男・田島　眞編著，共立出版株式会社，2002

食品学総論　辻　英明・海老原清編，講談社サイエンティフィク，2001

食品学各論　小西洋太郎・辻　英明編，講談社サイエンティフィク，2001

食品学総論　荒井綜一編，樹村房，1998

食品学各論　高野克己編，建帛社，2002

食品学各論　瀬口正晴・八田　一編，化学同人，2000

食品栄養学　木村修一・吉田　昭編，文永堂出版，2000

わかりやすい栄養学　吉田　勉編，三共出版，2001

新しい栄養学　坂本　清・堀口美恵子著，三共出版，2001

五訂日本食品標準成分表　科学技術庁資源調査会編，大蔵省印刷局，2000

簡明食辞林（第2版）　小原哲二郎・細谷憲政監修，樹村房，1997

日本食品大事典　杉田浩一・平　宏和ほか編，医歯薬出版株式会社，2003

中薬大辞典　上海科学技術出版社，小学館，1998

医療における漢方・生薬学　久保道徳・吉川雅之編，廣川書店，2003

薬になってやくだつ野菜　森田直賢監修，北日本新聞社，2002

漢方薬物解析学　岡村信幸著，廣川書店，2004

索 引

ア

アイスクリーム　79
アオノリ　70
亜硝酸　114
小豆　63
アスコルビン酸　51, 95, 104, 142
アスタキサンチン　96
アスタシン　88
アスパラガス　64
アスパルテーム　142
アビジン　130
アマドリ転移　91
アマノリ　70
アミノ・カルボニル反応　91, 111
アミノ基　22
アミノ酸　22
アミノ糖　32
アミラーゼ　115
アミロース　34
アミロプラスト　34
アミロペクチン　34
アミン　114
アリイナーゼ　121
アリイン　121
アリルイソシアネート　120
アルドース　30
αアノマー　31
α 1→6結合　34
α炭素　22
α-ヘリックス　25
アントシアニジン　87
アントシアニン　57, 84

イ

イオン結合　25
イソフラボン　86
一次機能　7
一次構造　25
1,4ペンタジエン　119
イノシン　130
5'-イノシン酸　120, 144
イボテン酸　144
イミノ基　22
いも類　61

ウ

うるち種　34
ウロン酸　32

エ

エイコサノイド　41
エイコサペンタエン酸　82
HTST殺菌法　128
エキス成分　82
SH-SS交換反応　106
S-S結合　25
エステル交換　43
エマルション　149
エラスチン　137
L型　22
LTLT殺菌法　128
塩蔵　20

オ

オキシミオグロビン　98
オボインヒビター　137
オボムコイド　137
オリゴ糖　30, 32
オリゴマー　25
o-キノン　89

カ

化学的評価法　28
カキ　67
カキタンニン　111
核酸　120
加工乳　78
過酸化物価　103
果実類　66
カゼイン　77
カテコール　89
カテコラーゼ　89
果糖ブドウ糖液　116
カボチャ　66
カラザ　75
からし　120
カラメル化　95
カリウム　53
カリフラワー　66
カルシウム　55
カルシフェロール　47
カルボキシル基　22
カルボニル価　103
カロテノイド　84
カロテン　85
乾性油　42
乾燥　20

キ

キサントフィル　85
基質特異性　29
キシリトール　141
キセロゲル　149
きのこ類　68
キモシン　119
キャベツ　64
牛肉　71
牛乳　77
鏡像異性体　22
キレート結合　25
筋基質タンパク質　81
銀鏡反応　32
筋原線維タンパク質　81
筋漿タンパク質　81

ク

5'-グアニル酸　144
クエン酸　142
栗　63
クリーム　79
グリーンミート　131
グリアジン　133
グリコシルアミン　93
グリセロール　39
グリチルリシン　142
クリプトキサンチン　86
グルコース　30, 115

グルコースイソメラーゼ 116
グルタミン酸ナトリウム 144
グルテニン 133
グルテン 109, 133
クルミ 64
クレソラーゼ 89
クロロフィラーゼ 96
クロロフィリド 96
クロロフィリン 96
クロロフィル 84, 96

ケ

鯨肉 74
結合水 18
ケトース 30
ゲル 149
ゲル化 108

コ

硬化油 42
酵素的褐変 89
糊化 35
穀類 60
小麦 60
米 60
コラーゲン 137
コロイド 147
昆布 70

サ

サスペンション 149
サツマイモ 62
サブユニット 25
三次機能 7
三次構造 25
三重項酸素 101

シ

CA貯蔵 127
シアノコバラミン 52
椎茸 68
ジエン酸 39
死後硬直 130
シッフ試薬 93
自動酸化 100
シニグリン 120
シブオール 145

ジャガイモ 61
自由水 18
種実類 63
酒石酸 142
脂溶性ビタミン 47
硝酸塩 114
食物繊維 30, 37

ス

スイゼンジノリ 69
水素結合 17, 25, 111
水素添加反応 42
水中油型 44, 149
水分活性 19
水溶性ビタミン 49
スクロース 30
ステビオシド 142
ステロール 40
ストレッカー分解 113
ストレッカー分解反応 93

セ

生物学的評価法 28
西洋わさび 120
セルロース 36

ソ

相殺現象 146
相乗現象 146
藻類 69
疎水性相互作用 25
塑性 150
ゾル 149
ソルビトール 141
ソルビン酸 114

タ

大根 65
大豆 62
対比現象 146
多相エマルション 149
脱脂乳 78
脱炭酸 113
単純脂質 38
単純タンパク質 26
弾性 150
単糖類 31

チ

血合筋 81
チアミン 49
チオバルビツール酸価 103
中温性微生物 124
中間水分食品 20
中性脂肪 39
鳥卵 75
貯蔵害虫 127
チロシナーゼ 89
チンダル現象 148

ツ

追熟 127

テ

テアニン 144
テアフラビン 90
低温障害 128
低温性微生物 124
低温貯蔵 128
D型 22
デオキシ糖 32
テオブロミン 143
デキストリン 115
テクスチャー 150
鉄 55
デルフィニジン 107
デンプン 30

ト

糖アルコール 32, 141
糖脂質 40
糖蔵 20
等電点 23
特殊栄養食品 14
特定保健用食品 14
特別牛乳 78
ドコサヘキサエン酸 82
トコフェロール 48, 104
トリエン酸 39
トリコロン酸 144
ドリップ 21, 128
鶏肉 73
トリプシン 137
トリメチルアミン 130

ナ

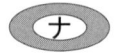

ナチュラルチーズ　79
ナトリウム　53

ニ

ニコチン酸　51
二次機能　7
二次構造　25
二重結合　39
ニトロソアミン　114
ニトロソミオグロビン　98
ニトロソミオクロモーゲン　98
ニュートン流動　150
乳飲料　78
乳化　43
乳酸菌飲料　78

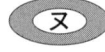

ヌ

ヌクレアーゼ　120

ネ

熱酸化　100
粘性　149
粘弾性　150

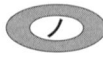

ノ

ノンカロリー甘味料　141

ハ

配糖体　141
バター　79
発酵乳　78
バナナ　68
馬肉　74
半乾性油　42
半透性　148
パントテン酸　52

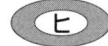

ヒ

ビオチン　52
光増感酸化　100
非共有結合　25
ビタミンK　49
必須アミノ酸　23
必須脂肪酸　45
ヒドロペルオキシド　101
非ニュートン流動　150
ヒポキサンチン　130
ピラジン　93
ピリドキシン　52

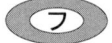

フ

フィトール　96
フィロズルチン　142
フェーリング反応　32
フェオフィチン　96
フェオフォルビド　96
フェニルヒドラジン　32
フェノール　89
フェノール性化合物　89
フェノール性水酸基　111
不乾性油　42
複合脂質　38
複合タンパク質　26
不斉炭素　31
豚肉　72
普通筋　81
ブドウ　67
ブドウ糖果糖液　116
部分脱脂乳　78
フムロン　143
ブラウン運動　148
フラバノール　86
フラバン　86
フラビリウムイオン　97
フラボノイド色素　57, 84
フラボン　86
ブランチング　90, 125
フルクトース　30
プロセスチーズ　79
ブロッコリー　66
プロテアーゼ　118
プロトマー　25
分子分散系　147
粉乳　79
分別　43

ヘ

βアノマー　31
β-カロテン　86
β構造　25
ペクチナーゼ　117
ペクチン　117
ペプチド　23
ヘミセルロース　36
ヘム色素　84
ヘモグロビン　88
ヘモシアニン　88
ペルオキシラジカル　101
変性　27, 105
変調現象　146

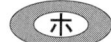

ホ

ポリエン酸　39
ポリマー　10
ポルフィリン環　85

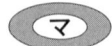

マ

マグネシウム　55
松茸　69
豆類　62
マルトース　115

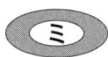

ミ

ミオグロビン　88, 98
ミロシナーゼ　120

メ

メトキシル基　117
メトミオグロビン　98
メトミオクロモーゲン　98
メラニン　88, 89
メラノイジン　93

モ

もち種　34
モノエン酸　39
モノマー　10
桃　68

ヤ

野菜類　64

ユ

UHT滅菌法　128
誘導タンパク質　26
誘導脂質　38
誘導糖質　32

油中水型　44, 149

ヨ

ヨーグルト　78
葉酸　52
羊肉　73

ラ

ラウールの第1法則　20
ラクトアルブミン　136
ラクトグロブリン　136
ラジカル　101
卵黄　76
卵殻　75

卵殻膜　75
卵白　75

リ

リーケージ　128
リゾチーム　130
リノール酸　119
リノレン酸　119
リパーゼ　100, 119
リポキシゲナーゼ　100
リボフラビン　50, 84
リン　54
リンゴ　67
リンゴ酸　142

リン脂質　40

レ

冷凍　128
レチノール　47, 104
練乳　79
レンニン　119
レンネット　119

ロ

ろう　40
老化　35

ワ

わさび　120

編著者略歴

髙野克己
1980年　東京農業大学大学院
　　　　農学研究科博士後期課程中途退学
元　　　東京農業大学学長
　　　　農学博士
　　　　（専門：食品化学，食品製造学）

渡部俊弘
1979年　東京農業大学大学院
　　　　農学研究科修士課程修了
現　在　北海道文教大学学長
　　　　東京農業大学名誉教授
　　　　博士（農芸化学）
　　　　（専門：タンパク質化学，酵素化学）

共著者略歴

佐藤広顕
1989年　東京農業大学大学院
　　　　農学研究科博士課程修了
現　在　東京農業大学生物産業学部教授
　　　　農学博士（専門：食品化学）

永井　毅
1993年　東京水産大学大学院
　　　　水産学研究科博士課程修了
現　在　山形大学大学院農学研究科教授
　　　　農学博士（専門：水産食品学）

パソコンで学ぶ食品化学

2005年 5月10日　初版第 1 刷発行
2025年 3月30日　初版第14刷発行

Ⓒ　編著者　髙　野　克　己
　　　　　　渡　部　俊　弘
　　発行者　秀　島　　　功
　　印刷者　荒　木　浩　一

発行所　三共出版株式会社　東京都千代田区神田神保町3の2
　　　　　　　　　　　　　振替 00110-9-1065
　　　　郵便番号 101-0051　電話 03-3264-5711　FAX 03-3265-5149
　　　　https://www.sankyoshuppan.co.jp/

一般社団法人 日本書籍出版協会・一般社団法人 自然科学書協会・工学書協会 会員

Printed in Japan　　　　　製版印刷・アイ・ビー・エス　製本・倉敷印刷

JCOPY <（一社）出版者著作権管理機構　委託出版物>

本書の無断複写は著作権法上での例外を除き禁じられています。複写される場合は、そのつど事前に、（一社）出版者著作権管理機構（電話 03-5244-5088, FAX 03-5244-5089, e-mail: info@jcopy.or.jp）の許諾を得てください。

ISBN 4-7827-0509-3